業務別・病院実務実習テキスト

―薬剤師業務の背景・基本・実践，そして心構え―

東邦大学薬学部教授　石　井　敏　浩　責任編集
東邦大学薬学部講師　有　山　智　博

東邦大学薬学部医療薬学研究センター　編　集
東邦大学医療センター薬剤部

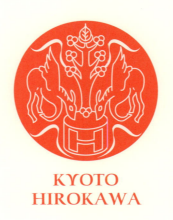

KYOTO
HIROKAWA

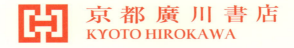

執筆協力者 （所属は 2019 年 1 月現在）

西　澤　健　司	（東邦大学医療センター大森病院薬剤部長）
坂　本　真　紀	（東邦大学医療センター大森病院副薬剤部長）
飯久保　　　尚	（東邦大学医療センター大森病院部長補佐）
松　本　高　広	（東邦大学医療センター大森病院部長補佐）
草　野　　　歩	（東邦大学医療センター大森病院部長補佐）
西　澤　広　介	（東邦大学医療センター大森病院室長）
木　村　伊都紀	（東邦大学医療センター大森病院室長）
千　葉　達　夫	（東邦大学医療センター大森病院室長）
小　林　秀　樹	（東邦大学医療センター大橋病院薬剤部長）
日　浦　寿美子	（東邦大学医療センター大橋病院副薬剤部長）
小　林　加寿子	（東邦大学医療センター大橋病院部長補佐）
木　村　麗　砂	（東邦大学医療センター大橋病院部長補佐）
増　田　雅　行	（東邦大学医療センター佐倉病院薬剤部長代行）
佐　野　君　芳	（東邦大学医療センター佐倉病院副薬剤部長）
佐　藤　直　子	（東邦大学医療センター佐倉病院部長補佐）
土　井　啓　員	（東邦大学医療センター佐倉病院部長補佐）
杉　尾　和　昭	（東邦大学医療センター佐倉病院主任）
篠　原　悦　子	（ファーマクラスター株式会社顧問）
真　坂　　　互	（東邦大学薬学部教授）

読者のみなさんへ
── 薬剤師はどうあるべき… ──

　医療の中であなたが薬学生（薬剤師）としてできることは何ですか？

　正しい調剤，添付文書やガイドラインに準じた治療の提供…….

　そんなことは当たり前です.

　目の前の患者さんの表情，しぐさ，雰囲気，その気持ちに気づいていますか？

　患者さんには病気になった現在という点ではなく，これまでの過去，そして，これからの未来という人生があります．そして，心から愛し大切に思う家族があります．当然のことながら，それぞれ背負っているものが異なり，患者さんひとりひとりの「思い」も異なります．薬剤師ひとりに対して50人の患者さんを持つとすれば，あなたにとっては50人のうちのひとりの患者さんかもしれませんが，患者さんにとってはあなたが唯一の薬剤師です.

　ひとりの人としてきちんと見ていますか？

　どうか目の前の患者さんの事を真剣に考えて，患者さんの「思い」に寄り添い，あなたにできること，あなただからできることを実践してください.

　学生の実習を担当していると，実習に行くにあたって使用する薬を調べるための本（治療薬マニュアルなど）は，何年前までのものなら使ってよいか？新しいものを買わないとダメか？とよく質問を受けます．古い情報のものを使って，間違った調剤につながってしまったらどうでしょうか．もしも自分がそうされてもそれを黙って許せるのであれば，どんなに古いものを使ってもよいのではないかと思います．最も適した治療を受けたいのであれば，そんなことを考える必要もなく最新の情報を利用して，最善の努力をすべきです．人を相手にする仕事はすべてそうだと思います．自分がされて嬉しいと思うことを目の前の相手に実践すればいいのです.

　我々，生命あるものにとって病気や死は最悪の事態かもしれません．どんなに高度な医療をもってもやがて最期を迎えます．しかし，そんな状況下においても「この薬剤師さんに出会えてよかった」と微かにでも思ってもらえる，そんな薬剤師でありたいと思います.

　医療において間違いは許されることではありません．その一方で，正解がないこともたくさんあります．本書の利用者には，目の前の患者さんにとって何がよりよいことなのか相手の利益を最優先として考え，行動する薬剤師になってもらえることを願ってやみません．「ひとりでも多くの患者さんを笑顔に変える」その喜びを糧にして現状に甘んじることなく，成長し続けてほしいと思います．我々，薬剤師が医療のためにできることはまだまだたくさんあります．もう一歩，そしてまたもう一歩，今からできることを実践していきましょう.

まえがき
── 本書の企画背景と出版の意図 ──

　平成25年度に改訂された薬学教育モデル・コアカリキュラムでは，「薬剤師として求められる基本的な資質」を前提とする学習成果基盤型教育（outcome-based education）に力点が置かれている．この基本的資質として提示されたのは(1)薬剤師としての心構え，(2)患者・生活者本位の視点，(3)コミュニケーション能力，(4)チーム医療への参画，(5)基礎的な科学力，(6)薬物療

法における実践的能力，(7)地域の保健・医療における実践的能力，(8)研究能力，(9)自己研鑽，(10)教育能力の 10 の視点であり，卒業時に必要とされる学習成果として位置づけられている．これら資質の修得は薬剤師養成教育に対する社会的要請であり，病院と薬局における長期実務実習は薬学教育の中で集約的な位置にある．一方，生命科学や科学技術の進歩は著しく，医療における薬剤師の情報量と職責に求められる薬学の知識や技能は年々増えるとともに，専門分化され高度化している．

　本書は，ベッドサイドラーニングやチーム医療を中心に据えた病院実務実習用テキストである．実務実習の目標は，薬学出身者として将来にわたって求められる基本的資質の定着と実践的能力の修得である．そのため病院実務実習では，入院から退院（退院後の療養管理を目的とした薬薬連携を含む）まで患者の薬物治療やチーム医療に関わることで，患者の薬物治療ケアに責任を有する薬剤師の使命や考え方を学ぶことが大切である．また，実際の薬剤師業務では，一連の入院診療の流れに沿って薬剤管理指導業務や病棟薬剤業務が実施されるのはもちろんのこと，医薬品情報管理，薬品管理業務，調剤業務，治療薬物モニタリングなどが各々の専門性のもと有機的に対応している．本書では，これらを念頭に編集するとともに，ファーマシューティカル・ケアの実践を理解できるよう工夫した．

　特に「病院薬剤業務の概要」では病院実務実習の流れと薬剤師が関わるポイントをフローチャートで示し，「病棟・チーム医療」では症例の推移に沿って学べるよう編集した．また，「治療薬物モニタリング」「医薬品情報（DI）」「調剤（注射薬・無菌調製を含む）」などについても，実習の進行に沿ってポイントを理解できるよう編集した．これらによって，実践的かつ効果的な実習の一助になるものと自負している．

　本書は，東邦大学医療センター大森・大橋・佐倉病院の薬剤師諸氏の協力によって作成された．発刊にあたりこれら関係各位に深謝するとともに，薬学部の臨床系教員と勤務薬剤師の熱意が結実したものとして感慨深い．

　最後に，本書の編集にあたり，「病院実務実習テキスト」の教育的意義をご理解いただき，種々のご支援をいただいた京都廣川書店・廣川重男社長ならびに鈴木利江子氏，田中英知氏をはじめとする編集部の皆様に深甚なる感謝の意を表します．

　2019 年 1 月

石井　敏浩

有山　智博

目　次

序章　病院実習実施にあたって　　1

0-1　今，求められる病院実務実習 ……………………………………………1
0-2　病院実務実習の実施内容 ……………………………………………………1

1章　薬学臨床の基礎　　3

1-1　病院実習を始めるにあたって ………………………………………………3
　　1-1-1　身だしなみ　*3*
　　1-1-2　医療者としての感染対策　*3*
　　1-1-3　守秘義務　*4*
　　1-1-4　医療の担い手として守るべき倫理規範　*5*
1-2　病院薬剤業務の概要 ……………………………………………………………9
　　1-2-1　病院組織　*9*
　　1-2-2　診療の流れ　*10*
　　1-2-3　患者情報の流れ　*10*
　　1-2-4　病院薬剤部門の概要と薬剤師業務　*11*
1-3　病院実務実習の流れ ……………………………………………………………13
　　1-3-1　病院実務実習の全体像と実務実習の流れ　*13*

2章　病棟・チーム医療　　15

2-1　病棟における薬物治療の実践：症例1（内科編）……………………15
　　［Column］腫瘍マーカー　*19*
　　［Column］「緩和ケア」という言葉のイメージ　*40*
　　［Column］化学療法時の悪心・嘔吐　*46*
2-2　病棟における薬物治療の実践：症例2（外科編）……………………50
　　［Column］患者理解のために　*58*
2-3　病院内の医療チームへの参加 ……………………………………………59
　　2-3-1　感染対策チーム（ICT：infection control team）　*59*
　　2-3-2　栄養サポートチーム（NST：nutrition support team）　*59*
　　2-3-3　緩和ケアチーム（PCT：palliative care team）　*60*
　　2-3-4　褥瘡ケアチーム　*61*

3章　治療薬物モニタリング　　65

3-1　TDM の臨床的意義 ……………………………………………………………65
　　3-1-1　TDM の目的と必要性　*65*
　　3-1-2　ファーマコキネティクスとファーマコダイナミクス　*66*

iv

3-1-3 薬物血中濃度の解釈と活用　*67*

3-2 TDM 業務の実践 ·· **67**
3-2-1 院内における TDM 運用システムと他部門との連携　*67*
3-2-2 薬剤部における測定機器　*68*
3-2-3 TDM 対象薬剤の有効濃度域および特定薬剤治療管理料　*69*
3-2-4 薬物血中濃度の測定方法　*69*
3-2-5 薬物血中濃度の測定における留意点　*72*

3-3 薬物血中濃度解析 ·· **73**
3-3-1 血中濃度解析に必要な情報　*73*
3-3-2 薬物動態に影響を与える諸因子　*74*
3-3-3 母集団薬物動態パラメータを利用した薬物動態の予測　*75*
3-3-4 TDM の臨床応用　*78*
3-3-5 TDM の実践　*80*

4 章　医薬品情報（DI） **83**

4-1 医療機関における医薬品情報管理業務 ··························· **83**
4-1-1 医薬品情報管理の意義　*83*
［Column］ソリブジン事件　*84*
4-1-2 医薬品情報管理業務の概要　*84*
4-1-3 医薬品情報の収集　*85*

4-2 情報提供（評価・加工・提供）の実践 ··························· **93**
4-2-1 情報提供における留意点　*93*
4-2-2 受動的情報提供の実践　*94*
4-2-3 能動的情報提供の実践　*98*

4-3 DI 室の周辺業務 ·· **100**
4-3-1 院内薬事関連庶務と委員会活動　*100*
4-3-2 院外への情報提供　*102*
4-3-3 教育・研修関連　*103*

5 章　調剤（注射薬・無菌調製を含む） **105**

5-1 調剤業務の実践 ·· **106**
5-1-1 調剤時の身だしなみ　*106*
5-1-2 調剤内規　*106*
5-1-3 処方箋の形式と処方区分　*106*

5-2 処方監査の実践 ·· **107**
5-2-1 病院における処方監査　*107*
5-2-2 処方監査の基本　*107*

5-3 疑義照会の実践 ·· **108**
5-3-1 疑義照会の必要性　*108*
5-3-2 疑義照会の手順　*108*

5-4 薬袋，薬札の作成 ……………………………………………………… 109
5-4-1 薬袋の記載事項　*109*
5-4-2 薬袋作成時の注意　*110*

5-5 調剤時の留意事項 ……………………………………………………… 112
5-5-1 包装単位　*112*
5-5-2 散剤の賦形と混合　*115*
5-5-3 水剤の賦形と混合　*115*
5-5-4 外用剤の調剤　*115*
5-5-5 毒薬・劇薬，麻薬，向精神薬の調剤　*116*
5-5-6 細胞毒性のある医薬品の調剤　*116*
5-5-7 特殊な調剤・管理を要する医薬品　*117*
5-5-8 一包化調剤　*118*
5-5-9 医薬品の識別・鑑別　*119*
5-5-10 錠剤の粉砕，カプセル剤の開封　*119*

5-6 調剤監査業務の実践 ……………………………………………………… 120
5-6-1 調剤監査の意義と重要性　*120*

5-7 お薬受け渡し窓口における処方薬の交付 …………………………………… 121
5-7-1 外来患者への服薬指導　*121*

5-8 注射薬調剤の実践 …………………………………………………………… 121
5-8-1 注射薬の種類　*121*
5-8-2 注射薬の投与経路　*123*
5-8-3 注射薬調剤の流れ　*124*
5-8-4 注射処方箋の記載事項　*125*
5-8-5 注射処方箋の監査と疑義照会　*125*
5-8-6 取り揃え業務の流れ　*126*
5-8-7 注射薬の混合に必要な知識　*126*
5-8-8 取り扱い上特別な注意を要する注射薬　*128*
5-8-9 注射薬調剤の監査　*130*

5-9 注射薬の混合調製の実践 ………………………………………………… 130
5-9-1 薬剤師による無菌調製の重要性　*130*
5-9-2 カテーテル関連血流感染　*132*
5-9-3 栄養療法と投与経路のアルゴリズム　*133*
5-9-4 栄養アセスメント　*133*
5-9-5 TPN の適応となる病態　*135*
5-9-6 TPN の利点・欠点　*136*
5-9-7 TPN 施用時の注意点　*136*
5-9-8 TPN で使用される製剤　*136*
5-9-9 経腸栄養法　*137*

5-10 抗悪性腫瘍剤の混合調製の実践 ……………………………………… 138
5-10-1 抗悪性腫瘍剤を取り扱ううえでの留意事項　*138*
5-10-2 安全キャビネット　*140*

5-11 調製マニュアル（例）……………………………………………………… 142
5-11-1 TPN 調製マニュアル　*142*
5-11-2 抗悪性腫瘍剤調製マニュアル　*142*

5-12　パージェタ®・ハーセプチン®・タキソテール® の調製方法 ·················· *144*

　5-12-1　パージェタ® 点滴静注 420 mg/14 mL 調製方法　*144*

　5-12-2　ハーセプチン® 注射用 60・150 の調製方法　*145*

　5-12-3　タキソテール® 点滴静注用 80 mg，20 mg の調製方法　*147*

6 章　医薬品管理　　*149*

6-1　医薬品の購入・在庫・供給 ·· *149*

　6-1-1　医薬品の採用・採用中止　*149*

　6-1-2　医薬品の購入方法　*150*

　6-1-3　医薬品の納品・検収　*150*

　6-1-4　医薬品の供給　*150*

　6-1-5　医薬品の取り揃え　*151*

　6-1-6　同一商品名の医薬品に異なった規格があるものについて　*151*

　6-1-7　医薬品の保存条件と使用期限の管理　*153*

　6-1-8　医薬品の適正在庫　*154*

　6-1-9　医薬品の破損・廃棄　*154*

　6-1-10　医薬品の回収や供給停止への対応　*155*

6-2　特別な配慮を要する医薬品 ·· *156*

　6-2-1　麻薬の取り扱いについて　*156*

　6-2-2　向精神薬の取り扱いについて　*158*

　6-2-3　覚せい剤原料の取り扱いについて　*159*

　6-2-4　毒薬・劇薬の取り扱いについて　*160*

　6-2-5　特定生物由来製品などの取り扱いについて　*160*

　6-2-6　その他特殊な管理を必要とする医薬品の取り扱いについて　*161*

7 章　医療安全管理　　*163*

7-1　医薬品安全管理 ··· *163*

　7-1-1　医療安全管理体制　*163*

　7-1-2　ハインリッヒの法則　*166*

　7-1-3　薬剤に関連するエラー　*166*

　7-1-4　エラーにつながる要因　*167*

　7-1-5　薬剤師の果たすリスクマネジメント　*168*

　7-1-6　重篤な副作用の回避　*170*

　7-1-7　ハイリスク薬の確認　*171*

　7-1-8　過去の教訓　*172*

　7-1-9　調剤過誤発生時の対応　*176*

　7-1-10　医療事故の原因分析　*178*

8章　災害時医療　183

8-1　災害時医療とは　183
8-1-1　日本における災害と災害時医療の背景　*183*
8-1-2　災害時医療救護活動のフェーズ区分とフェーズごとの医療提供施設の役割分担　*184*

8-2　災害時医療における薬剤師の役割　185
8-2-1　薬剤師による医療支援活動　*185*
8-2-2　災害時の医薬品供給体制　*186*
8-2-3　災害派遣医療チーム（DMAT）　*187*
8-2-4　災害時の連携体制　*187*
8-2-5　災害時に薬剤師に求められるもの　*187*
［Column］東日本大震災で活躍したチームメロンパン　*189*

9章　院内製剤　191

9-1　院内製剤業務の実際　191
9-1-1　院内製剤の法的位置づけと意義　*191*
9-1-2　院内製剤の分類と院内手続き　*192*
9-1-3　院内製剤に関わる診療報酬　*192*
9-1-4　院内製剤の申請から交付に至るまでの手順　*193*
9-1-5　院内製剤調製における基本事項　*194*
9-1-6　院内製剤調製における全般的事項　*194*
9-1-7　品質試験　*195*
9-1-8　院内製剤調製用の器具・機器の使用方法　*195*

9-2　無菌製剤調製の実際　195
9-2-1　無菌製剤の定義と調製環境　*195*
9-2-2　滅菌方法の種類　*196*

9-3　院内製剤調製の実践　196
9-3-1　東邦大学医療センターで調製している主な製剤例　*196*

10章　中毒医療　199

10-1　中毒医療の概要　199
10-1-1　中毒医療とは　*199*
10-1-2　薬物中毒とは　*200*

10-2　中毒医療の実際　200
10-2-1　中毒に対する処置　*200*
10-2-2　分析すべき中毒物質　*201*
10-2-3　中毒原因物質の検出方法　*202*
10-2-4　中毒情報の検索と情報提供　*206*
10-2-5　症例検討　*207*

11 章　治験管理　　209

11-1　薬が世に出るまで……………………………………………………209
11-1-1　治験とは　*209*
11-1-2　臨床試験の段階　*210*
11-1-3　治験の種類　*212*
11-1-4　治験の代表的な方法　*213*
11-1-5　プラセボ（placebo）　*213*

11-2　臨床試験・治験，製造販売後調査の実施を定めた法律・省令・通知……213
11-2-1　治験に対する規制　*213*
11-2-2　医薬品の臨床試験に関する実施基準　*214*
11-2-3　医薬品の製造販売後の調査および試験の実施の基準　*215*
11-2-4　臨床研究の倫理指針　*215*

11-3　治験実施の基盤整備……………………………………………………216
11-3-1　治験の流れと治験審査委員会　*216*
11-3-2　モニタリング・監査および GCP 実地調査と信頼性の確保　*218*
11-3-3　開発業務受託機関と治験施設支援機関　*219*

11-4　臨床試験における科学性と安全性の確保………………………………220
11-4-1　治験薬概要書・治験実施計画書　*220*
11-4-2　治験実施計画書からの逸脱　*221*
11-4-3　インフォームド・コンセント　*221*
11-4-4　安全性情報の評価と管理　*222*

11-5　治験コーディネーターの役割と業務……………………………………223
11-5-1　治験コーディネーター（CRC）とは　*223*
11-5-2　CRC の業務　*224*
11-5-3　インフォームド・コンセントにおける CRC の役割　*225*
11-5-4　治験に関わる薬剤師の役割　*225*

索　　引………………………………………………………………………227

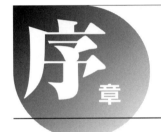

序章 病院実務実習実施にあたって

0-1 今，求められる病院実務実習

　薬学教育モデル・コアカリキュラムは，医療，保健，福祉などにおける社会的ニーズに貢献できる薬剤師養成の観点から 2013 年度に改訂された．その改訂を受け 2015 年 2 月薬学実務実習に関する連絡会議は「薬学実務実習に関するガイドライン」を公表し，実務実習の目的は，モデル・コアカリキュラムに示された目標を単に作業として身につけるのではなく，目標の持つ意義を理解してそれを修得することであると示した．すなわち，学生は知識偏重の実習ではなく，医療人の一員として臨床現場で個々の事例や症例を体験して，医療における薬剤師業務の意義や薬物治療における薬剤師の役割を理解し，医療現場で臨機応変に対応できる実践的な能力の修得が求められている．そのため実務実習は参加・体験型を基本として，学生が主体的に薬物治療に関わることが肝要であり，病院実務実習にあっては，「病棟業務の実践」が実習期間の中心となる．したがって，本書は，病棟業務を核にそれを支える治療薬物モニタリング，医薬品情報，調剤，医薬品管理，医療安全管理などで構成している．また，薬学教育モデル・コアカリキュラムには記載されていないが，薬剤師の業務として重要な院内製剤，中毒医療，治験管理もアドバンスト実習として掲載している．

　病棟業務の章では，内科症例，外科症例の 2 症例を例示し，入院から退院までの薬剤師の役割を示している．その過程で登場する医薬品については，それを取り扱ううえでの注意点など後述される調剤や医療安全管理などの章にたびたび登場するなど，各部門を横断的に構成しているため，合わせて確認されたい．

　本書は，薬学実務実習のみならず薬剤師の新人教育にも参考となる内容が含まれている．ひとりでも多くの患者さんのために貢献できる薬剤師の育成および薬剤師業務の遂行に役立つことを願ってやまない．

0-2 病院実務実習の実施内容

　実際の実習内容については，薬学実務実習ガイドラインに基づいた「病院実務実習」の実施内容（大学提示案）が薬学教育協議会関東地区調整機構より提示された（表 0-1）．加盟している大学は，この提示案を参考に実施依頼内容を個々に作成し，実習施設との事前協議に用いている．

表 0-1　薬学実務実習ガイドラインに基づいた「病院実務実習」の実施内容（大学提示案）

実習項目	実習内容	延べ実習期間
全ての実習項目で共通	●臨床における心構え，安全管理	11 週間
病院実習導入	●病院における薬剤部門の位置づけと業務の流れを理解する ●医薬品の供給と管理，安全管理，災害時医療	0.5 週間
医薬品の調製	●処方せんに基づく調剤および疑義照会を行う（注射薬含む） ●注射剤の無菌的混合操作，抗悪性腫瘍薬などのケミカルハザード回避の手技を実践する	2 週間
医薬品管理	●適切な医薬品の供給と管理を実践する	0.5 週間
病棟業務実践 必要に応じて調剤も行う ※いずれの実習内容も，必要に応じて医師や看護師等へ照会・提案するまでを行う ※DI および TDM の実習は病棟業務の一環として実施する ※実習する診療科は内科を中心とし，実習期間は一診療科あたり最低 2 週間とする ※ガイドラインに記載の代表的な疾患は，入院時主疾患である必要はない	病院内の多様な医療チームの活動に薬剤師の立場で参加し，医師や看護師等の医療スタッフと連携・協力して患者の治療目標や治療法を考え，患者の治療に積極的に参加する ●新規入院患者から薬物治療評価に必要な情報（薬歴や服薬コンプライアンス，薬効，副作用，OTC・健康食品の使用など）を適切に収集する ●持参薬について，同効薬の等価用量も考慮しながら，継続・変更・中止を提案する ●患者情報と臨床検査データから，患者の有する医学的・薬学的問題点を挙げ，医薬品の重複投与や未治療の問題点を把握する ●各問題点について，その原因・リスクファクターを探索する ●入院治療のゴールと退院後も含めた長期的ゴールを立案する ●ガイドラインや適切な三次資料を参考に根拠に基づく薬物治療法を選択する ●必要に応じて，Clinical Question に対する最新の臨床試験成績を検索し，治療に還元する ●病歴や薬歴，患者の自覚症状，肝・腎機能，その他各種臨床検査データ，併用薬，医薬品添付文書情報，薬効や副作用の現れ方などから，臨床薬物動態学の知識を活用して，現処方薬の用法と用量（注射薬の投与速度，投与ルートを含む）が適切であるか評価する ●TDM 対象薬の血中濃度測定値を適切に評価し，再投与設計を行う ●処方薬の薬効と副作用を，適切な評価指標に注目して，継続的にモニタリングする ●入院中に生じる治療上の問題点をチーム医療の一員として他の医療スタッフと共有し，薬剤師の視点から解決策を提案する ●患者の心理・社会的背景に配慮しながら適切な服薬指導を行う ●S・O・A・P の各要素を認識したうえで薬剤管理指導の内容を記録する	8 週間

患者・生活者本位の視点に立ち，薬剤師として病院や薬局などの臨床現場で活躍するために，薬物療法の実践と，チーム医療・地域保健医療への参画に必要な基本的事項を修得する．

（薬学教育協議会関東地区調整機構 web サイトを参考に作成）

1章 薬学臨床の基礎

■ Mission

生命の尊厳と薬剤師の社会的使命を自覚し，患者・生活者の利益と安全性を最優先して行動する．医療機関における規則やマニュアルを遵守し，医療者として行動する．

薬剤師として，患者，家族の心身の状態にどう向き合うか．もしも，自分が患者あるいは家族であったなら医療者にどうあってほしいか．患者や家族の立場ならよりよい治療を受けられる，病気が治ることを願うのはいうまでもない．それ以前に，医療者側に対し，目を見てしっかり挨拶してほしい，笑顔で応対してほしい，きちんとした身だしなみで接してほしいといった思いがあり，そのうえで安心して，適正な医療を受けたいと考えるのではないだろうか．また，めまぐるしく進歩する医療の中で，我々医療者は常に自己研鑽し，知識と技能の向上に努めなくてはならない．医療を施すにあたって，自分の利益を第一としないプロフェッショナルとしての行動が，信頼の基盤となる．実習生にとっては大変な話かもしれないが，今いる環境，すなわち，目の前にはひとりの人間がいて，その人にも家族や人生があることを常に忘れることなく，今できる最大限の努力をしてほしい．誰かの人生のために行動できる機会は，今，目の前にある．

1-1 病院実習を始めるにあたって

1-1-1 身だしなみ

身だしなみとおしゃれは大きく異なる．おしゃれは自分が楽しむためにする一方で，身だしなみは相手のためにする．すなわち，患者本人や患者家族など幅広い年齢層に不快感を与えない，清潔感のある身だしなみを心がける必要がある．具体的には，頭髪はきれいにまとめ，化粧はナチュラルに，シワや汚れのない白衣を正しく着用し，名札を見える位置につける．履物は，白を基調とした動きやすいスニーカーを使用する．装飾品は身につけない．香水や匂いの強い整髪料なども患者の気分を害することがあるためつけない．

1-1-2 医療者としての感染対策

病院では，薬剤あるいは疾病により免疫の低下している患者など易感染者が生活をしており，

表 1-1　医療関係者が実施すべきワクチン

ワクチン	推　奨
インフルエンザ	・予防接種実施規則 6 条による接種不適当者に該当しない全医療関係者を対象として，インフルエンザ HA ワクチン 0.5 mL を，毎年 1 回，接種する
麻疹・風疹・流行性耳下腺炎・水痘	・免疫を獲得したうえで勤務を開始することを原則とする ・ワクチンにより免疫を獲得する場合の接種回数は 1 歳以上で「2 回」を原則とする
B 型肝炎	・医療機関では，患者や患者の血液・体液に接する可能性のある場合は，B 型肝炎に対して感受性のあるすべての医療関係者に対して B 型肝炎ワクチン接種を実施しなければならない ・ワクチンは 0，1，6 カ月後の 3 回接種を行う ・3 回目の接種後から 1〜2 カ月後に HBs 抗体検査を行い，10 mIU/mL 以上あれば免疫獲得と判定する

（日本環境感染学会ワクチンに関するガイドライン改訂委員会（2014）医療関係者のためのワクチンガイドライン第 2 版より抜粋して作成）

他人に伝播する可能性がある感染症を患っている者もいる．医療者は自身が感染症に罹患しないために，また，感染症を媒介させないために，手洗い，マスクの着用など標準予防策をとる．さらに，自身のウイルス抗体価検査を実施し，必要なワクチンの接種を受けておく必要がある（表1-1）．

1-1-3　守秘義務

　医療従事者は業務を遂行するうえで，患者やその家族について他人が容易に知りえない情報を知りうる立場にあるため，患者個人の情報を適正かつ厳格に取り扱うことが求められる．患者のプライバシーの保護のために，医療従事者には守秘義務が課せられており，このことはジュネーブ宣言や薬剤師倫理規定にも明記されている．違反した場合には，刑法などの法令をもとに罰せられることになる．

（秘密漏示）
　刑法 134 条 1　医師，薬剤師，医薬品販売業者，助産師，弁護士，弁護人，公証人又はこれらの職にあった者が，正当な理由がないのに，その業務上取り扱ったことについて知り得た人の秘密を漏らしたときは，6 月以下の懲役又は 10 万円以下の罰金に処する．

　医療従事者の一員として実習に取り組む学生にとっても，カルテ閲覧の注意事項および患者個人情報の取り扱いに関して，熟知したうえで実習に臨むことが求められる．具体的には，実習中のメモや実習内容を記録する際は，患者氏名を記載しないことはもちろん，生年月日や個人が特定できる情報は匿名化するなど加工を施す必要がある．また，氏名の記載がなくとも入退院日，実年齢や病棟名などを併記することによって，個人が特定される可能性があるため実習中のメモや記録媒体の紛失には十分に注意する．さらに，興味本位のカルテ閲覧は禁止し，施設内外の公

の場で患者や実習内容に関する会話や SNS などへの投稿は厳禁である.

カルテ（電子カルテ）閲覧に関する注意事項は以下のとおりである.
1．指導薬剤師の監督下に限りカルテの閲覧を許可する.
2．カルテを閲覧する際，他人の ID 番号およびパスワードを使用することを禁ずる.
3．病院実習上，必要のない患者のカルテ閲覧を禁ずる.
4．指示されたもの以外のカルテの記載事項をコピーまたは印刷することを禁ずる．コピーまたは印刷したものは院外に持ち出さず，使用後は速やかにシュレッダーにて廃棄すること.
5．電子カルテにログインしたまま放置することを禁ずる.
6．電子カルテには指導薬剤師より許可を受けていない情報の入力を禁ずる.

〈参考資料〉
1）厚生労働省，医療・介護関係事業者における個人情報の適切な取扱いのためのガイダンス（平成29年4月14日通知，同年5月30日適用）

1-1-4 医療の担い手として守るべき倫理規範

薬剤師は医療人として，「医療倫理」および「生命倫理」を遵守しなければならない．病院実習を始めるにあたっては，薬剤師として遵守すべき法規や倫理規範を学び，己の立場やあるべき姿を十分に理解したうえで臨むことが求められる.

(1) 医療法

医療法において，薬剤師は「医療の担い手」として明確に位置づけられている．その中で薬剤師は，医療倫理の下，適切な医療を行うことが求められている.

第1条の2　医療は，生命の尊重と個人の尊厳の保持を旨とし，医師，歯科医師，薬剤師，看護師その他の医療の担い手と医療を受ける者との信頼関係に基づき，及び医療を受ける者の心身の状況に応じて行われるとともに，その内容は，単に治療のみならず，疾病の予防のための措置及びリハビリテーションを含む良質かつ適切なものでなければならない.

第1条の4　医師，歯科医師，薬剤師，看護師その他の医療の担い手は，第1条の2に規定する理念に基づき，医療を受ける者に対し，良質かつ適切な医療を行うよう努めなければならない.

2　医師，歯科医師，薬剤師，看護師その他の医療の担い手は，医療を提供するに当たり，適切な説明を行い，医療を受ける者の理解を得るよう努めなければならない.

(2) ジュネーブ宣言

1948 年第 2 回世界医師会総会で規定された医の倫理に関する規定である．ジュネーブ宣言の主だった内容は，以下のとおりである．

① 全生涯を人道のために捧げる
② 人道的立場にのっとり，医を実践する（道徳的・良識的配慮）
③ 人命を最大限に尊重する（人命の尊重）
④ 患者の健康を第一に考慮する
⑤ 患者の秘密を厳守する（守秘義務）
⑥ 患者に対して差別・偏見をしない（患者の非差別）

(3) リスボン宣言

1981 年ポルトガルのリスボンで開催された世界医師会総会で採択された医療従事者が知っておくべき患者の権利である．以下に示す 11 項目で構成されている．

① 良質の医療を受ける権利
② 選択の自由
③ 自己決定権
④ 意識喪失患者の代理人の権利
⑤ 法的無能力者の代理人の権利
⑥ 患者の意思に反する処置・治療の条件
⑦ 情報に関する権利
⑧ 秘密保持に関する権利
⑨ 健康教育を受ける権利
⑩ 尊厳性への権利
⑪ 宗教的支援を受ける権利

(4) 薬剤師倫理規定，薬剤師行動規範

薬剤師倫理規定は，日本薬剤師会理事会が 1968 年 8 月 26 日に制定し，1997 年 10 月 24 日に全面改訂がなされた規定であり前文と 10 の条文から構成される．また，2018 年 1 月 17 日には，薬剤師行動規範が制定された．

社団法人　日本薬剤師会
薬剤師倫理規定
平成 9 年 10 月 24 日　理事会制定承認

前　文

　薬剤師は，国民の信託により，憲法及び法令に基づき，医療の担い手の一員として，人権の中で最も基本的な生命・健康の保持増進に寄与する責務を担っている．この責務の根底には生命への畏敬に発する倫理が存在するが，さらに，調剤をはじめ，医薬品の創製から供給，適正な使用に至るまで，確固たる薬の倫理が求められる．

　薬剤師が人々の信頼に応え，医療の向上及び公共の福祉の増進に貢献し，薬剤師職能を全うするため，ここに薬剤師倫理規定を制定する．

（任務）

第1条　薬剤師は，個人の尊厳の保持と生命の尊重を旨とし，調剤をはじめ，医薬品の供給，その他薬事衛生をつかさどることによって公衆衛生の向上及び増進に寄与し，もって人々の健康な生活の確保に努める．

（良心と自律）

第2条　薬剤師は，常に自らを律し，良心と愛情をもって職能の発揮に努める．

（法令等の遵守）

第3条　薬剤師は，薬剤師法，薬事法，医療法，健康保険法，その他関連法規に精通し，これら法令等を遵守する．

（生涯研鑽）

第4条　薬剤師は，生涯にわたり高い知識と技能の水準を維持するよう積極的に研鑽するとともに，先人の業績を顕彰し，後進の育成に努める．

（最善尽力義務）

第5条　薬剤師は，医療の担い手として，常に同僚及び他の医療関係者と協力し，医療及び保健，福祉の向上に努め，患者の利益のため職能の最善を尽くす．

（医薬品の安全性等の確保）

第6条　薬剤師は，常に医薬品の品質，有効性及び安全性の確保に努める．また，医薬品が適正に使用されるよう，調剤及び医薬品の供給に当たり患者等に十分な説明を行う．

（地域医療への貢献）

第7条　薬剤師は，地域医療向上のための施策について，常に率先してその推進に努める．

（職能間の協調）

第8条　薬剤師は，広範にわたる薬剤師職能間の相互協調に努めるとともに，他の関係職能をもつ人々と協力して社会に貢献する．

（秘密の保持）

第9条　薬剤師は，職務上知り得た患者等の秘密を，正当な理由なく漏らさない．

（品位・信用等の維持）

第10条　薬剤師は，その職務遂行にあたって，品位と信用を損なう行為，信義にもとる行為及び医薬品の誤用を招き濫用を助長する行為をしない．

薬剤師行動規範

平成 30 年 1 月 17 日　薬剤師行動規範制定

　薬剤師は，国民の信託により，憲法及び法令に基づき，医療の担い手として，人権の中で最も基本的な生命及び生存に関する権利を守る責務を担っている．この責務の根底には生命への畏敬に基づく倫理が存在し，さらに，医薬品の創製から，供給，適正な使用及びその使用状況の経過観察に至るまでの業務に関わる，確固たる薬（やく）の倫理が求められる．

　薬剤師が人々の信頼に応え，保健・医療の向上及び福祉の増進を通じて社会に対する責任を全うするために，薬剤師と国民，医療・介護関係者及び社会との関係を明示し，ここに薬剤師行動規範を制定する．

1．任務
　薬剤師は，個人の生命，尊厳及び権利を尊重し，医薬品の供給その他薬事衛生業務を適切につかさどることによって，公衆衛生の向上及び増進に寄与し，もって人々の健康な生活を確保するものとする．

2．最善努力義務
　薬剤師は，常に自らを律し，良心と他者及び社会への愛情をもって保健・医療の向上及び福祉の増進に努め，人々の利益のため職能の最善を尽くす．

3．法令等の遵守
　薬剤師は，薬剤師法その他関連法令等を正しく理解するとともに，これらを遵守して職務を遂行する．

4．品位及び信用の維持と向上
　薬剤師は，常に品位と信用を維持し，更に高めるように努め，その職務遂行にあたって，これを損なう行為及び信義にもとる行為をしない．

5．守秘義務
　薬剤師は，職務上知り得た患者等の情報を適正に管理し，正当な理由なく漏洩し，又は利用してはならない．

6．患者の自己決定権の尊重
　薬剤師は，患者の尊厳と自主性に敬意を払うことによって，その知る権利及び自己決定の権利を尊重して，これを支援する．

7．差別の排除
　薬剤師は，人種，ジェンダー，職業，地位，思想・信条及び宗教等によって個人を差別せず，職能倫理と科学的根拠に基づき公正に対応する．

8．生涯研鑽
　薬剤師は，生涯にわたり知識と技能の水準を維持及び向上するよう研鑽するとともに，先人の業績に敬意を払い，また後進の育成に努める．

9．学術発展への寄与
　薬剤師は，研究や職能の実践を通じて，専門的知識，技術及び社会知の創生と進歩に尽

くし，薬学の発展に寄与する．

10. 職能の基準の継続的な実践と向上

薬剤師は，薬剤師が果たすべき業務の職能基準を科学的原則や社会制度に基づいて定め，実践，管理，教育及び研究等を通じてその向上を図る．

11. 多職種間の連携と協働

薬剤師は，広範にわたる業務を担う薬剤師間の相互協調に努めるとともに，他の医療・介護関係者等と連携，協働して社会に貢献する．

12. 医薬品の品質，有効性及び安全性等の確保

薬剤師は，医薬品の創製から，供給，適正な使用及びその使用状況の経過観察に至るまで常に医薬品の品質，有効性及び安全性の確保に努め，また医薬品が適正に使用されるよう，患者等に正確かつ十分な情報提供及び指導を行う．

13. 医療及び介護提供体制への貢献

薬剤師は，予防，医療及び介護の各局面において，薬剤師の職能を十分に発揮し，地域や社会が求める医療及び介護提供体制の適正な推進に貢献する．

14. 国民の主体的な健康管理への支援

薬剤師は，国民が自分自身の健康に責任を持ち，個人の意思又は判断のもとに健康を維持，管理するセルフケアを積極的に支援する．

15. 医療資源の公正な配分

薬剤師は，利用可能な医療資源に限りがあることや公正性の原則を常に考慮し，個人及び社会に最良の医療を提供する．

1-2 病院薬剤業務の概要

1-2-1 病院組織

医療機関の長である病院長は，病院の管理運営にすべての責任を持ち，その下に各部門が配置されている．診療部門には，内科，外科といった各診療科がある．中央診療部門には，中央検査部，放射線部，中央手術部，輸血部，救命救急部などがあり，薬剤部がこの中央診療部の一部門に位置づけられている病院もあるが，看護部，事務部などとともに，独立した部門として位置づけられている病院もある．

現在の高度化・専門化した医療では組織的なチーム医療が不可欠となっている．医療チームは医師をはじめ，それぞれの職種が患者を中心としてそれぞれの専門性を発揮した業務を行っている．医療チームには職種横断的チームとして，感染制御チーム，栄養サポートチーム，緩和ケアチーム，褥瘡対策チーム，がん化学療法チームなどがあり，医師，薬剤師，看護師などがそれぞれ専門職として貢献している．

1-2-2 診療の流れ

病院における診療の流れは，外来診療と入院診療で大きく異なる．以下にそれぞれの流れを示す（図1-1，図1-2）．外来診療における処方薬の受け取りは，病院内で調剤される院内処方と院外の保険薬局で調剤される院外処方に分けられる．

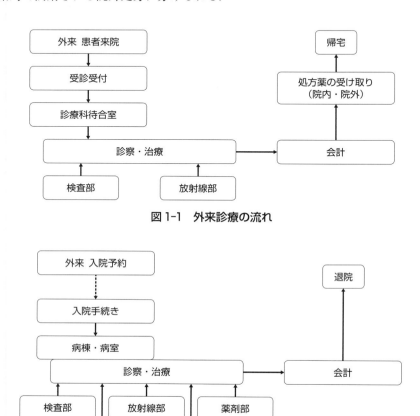

図1-1　外来診療の流れ

図1-2　入院診療の流れ

1-2-3 患者情報の流れ

患者が来院すると医事課にて受付手続きが行われ，その際，新規患者であればカルテが作成される．外来の診察室や病棟から医師が入力した情報のうち，検査や放射線撮影の依頼などが各部門に伝達される．内服薬処方オーダについては，入院患者や院内処方対象の外来患者には薬剤部で出力後に調剤され，院外処方対象の外来患者には，診察室，または薬剤部や会計で院外処方箋が渡される．各部門で実施した情報は，医事課の会計に伝えられる．

このように院内での患者情報は，医師から各部門への指示，各部門から医師への結果報告，各部門から医事会計への実施情報の伝達などすべて院内のネットワークで共有されている．

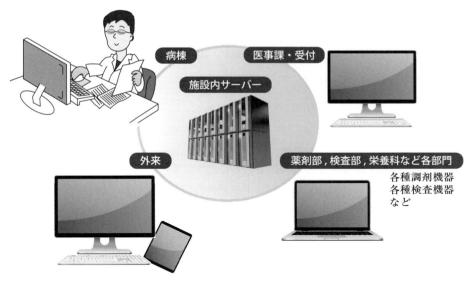

図1-3 患者情報を共有する院内ネットワーク

1-2-4 病院薬剤部門の概要と薬剤師業務

薬剤師の任務は，「調剤，医薬品の供給その他薬事衛生をつかさどることによって，公衆衛生の向上及び増進に寄与し，もつて国民の健康な生活を確保するものとする（薬剤師法第1条）」と規定されている．病院薬剤部門では，薬剤師の基本的な任務ともいえる調剤業務のほか，病棟業務，治療薬物モニタリング業務，医薬品情報業務，医薬品管理業務，製剤業務などが相互に関わり合いながら最終的に患者志向の薬剤師の業務を形成している．病院における薬剤師業務の全体像を把握するには，各部門の時代背景による移り変わりやその業務の必要性，そして患者を中心としたそれぞれのつながりを理解する必要がある．

(1) 病棟業務

病棟業務は，薬剤師が入院中の患者に対して，検査や処方の確認と提案，処方された医薬品の作用や用法・用量，副作用，その他使用上の注意事項についての指導を行い，投与後は薬物治療のモニタリングを行う．これらによる病棟薬剤業務実施加算や薬剤管理指導料は，病院の貴重な収入源となっている．また，病棟における医薬品・消毒薬管理や適正使用の推進など他職種との連携を図って薬物治療にあたることは，リスクマネジメントの観点からも重要な業務である．

(2) 治療薬物モニタリング業務（TDM：therapeutic drug monitoring）

薬物の副作用を可能な限り抑え，より効果的な治療が実施できるよう薬物治療に関する様々な因子（薬物血中濃度，腎機能，肝機能，薬効，副作用など）をモニタリングすることである．特

に特定薬剤治療管理料を算定できる薬物においては，薬物血中濃度（体内動態）の変化が効果・副作用に大きく影響するため，薬物血中濃度モニタリングを行い治療効果に貢献している．

(3) 医薬品情報業務（DI：drug information）

医薬品に関する様々な情報が，製薬企業，厚生労働省，院内の医療従事者などから毎日のようにもたらされている．これらの情報には，薬の作用，副作用，相互作用，投与禁忌，体内動態などがあり，これが医薬品情報である．適正な薬物療法を行うには，医師，薬剤師，看護師その他医療に関わる人に必要な情報が十分に周知されることが必要不可欠であり，それらを収集し，必要なときに必要な情報が取り出せるよう整理する，そして必要に応じて情報を評価し，加工して提供することがDIの仕事である．

また，院内のスタッフから薬剤の同種同効薬の確認，副作用，相互作用，注射剤の配合変化，病態に合わせた投与量など薬に関する質問を受け，回答している．

(4) 調剤業務

調剤とは，医師が発行した処方箋に従って医薬品を調合，取り揃えすることである．常に薬の専門家である薬剤師の立場でその処方の妥当性，用法・用量，相互作用などをチェックし，処方内容に疑問があれば，必ず疑義照会をしてから調剤を行う．
（注射薬調剤業務）
注射薬は血管内へ直接投与することで内服薬よりも効果が速やかに現れるため，より適切に使用することが重要である．このため，用法・用量，相互作用のみならず，配合変化，投与経路・速度など処方内容を十分にチェックし調剤する必要がある．また，抗がん剤，高カロリー輸液に関しては，患者の状態も確認するとともに無菌的に混合調製を行っている．

(5) 医薬品管理業務

病院内で使用される医薬品の発注，納品，検品，出庫などを行い，必要な医薬品が不足しないようにする一方で，過剰かつ無駄な在庫にならないように管理している．また，麻薬や向精神薬は，紛失や乱用により個人的，社会的にも大きな弊害をもたらすおそれがあるため「麻薬及び向精神薬取締法」に基づいて厳重に管理している．

(6) 製剤業務

有用性はあっても製薬会社の採算がとれず市販されていない場合などには，医療現場のニーズに応じて院内製剤を調製している．院内製剤によっては試薬を原料として用いるため，倫理委員会などの承認を得てから調製を行い，使用にあたっては患者の同意を得て用いる．

1章 薬学臨床の基礎   13

1-3 病院実務実習の流れ

1-3-1 病院実務実習の全体像と実務実習の流れ

　患者の外来受診時，または入院中の薬物治療への薬剤師の関わりは，医薬品の管理と供給を含む基本的な調剤業務と，これらが支える病棟での薬物治療管理支援業務（いわゆる病棟業務）に大別される．実習においては，患者に安全・最適な薬物療法を提供できるように，実習の全体像を理解したうえで，日々の実施内容がどのようにつながっているか考えて進めていくことが重要である．図1-4に，「薬物治療における薬剤師の関わり」として薬剤師の関わるべきポイントをフローチャートに示す（次頁）．

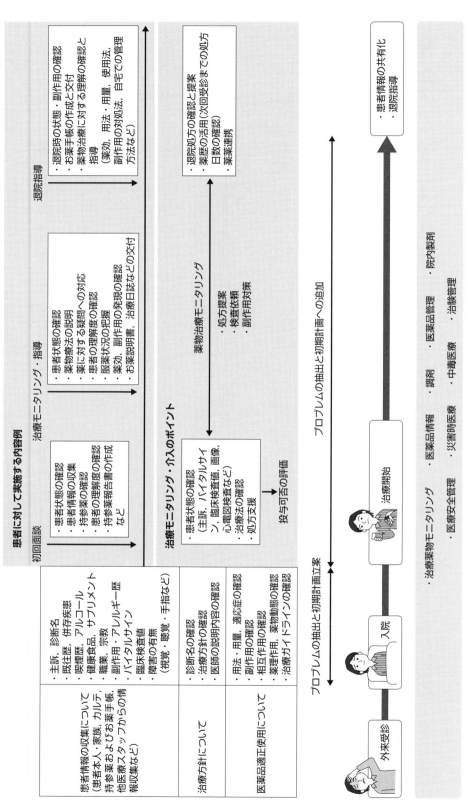

図1-4 薬物治療における薬剤師の関わり

2章 病棟・チーム医療

■ Mission

患者に安全・最適な薬物療法を提供するために，適切に患者情報を収集したうえで，状態を正しく評価し，適切な医薬品情報を基に，個々の患者に適した薬物療法を提案・実施・評価する．

2-1 病棟における薬物治療の実践：症例1（内科編）

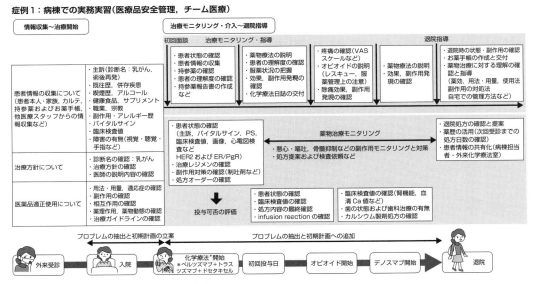

図2-1 症例1（内科編）の病院実務実習の流れ

【症例1】　65歳女性，身長160 cm，体重50 kg

現病歴：62歳のとき，市の乳がん検診にて石灰化を指摘され近医受診．その後，当院紹介となり，精査の結果，乳がん Stage ⅡA（cT1N1M0）と診断され，右乳房切除術（胸筋温存乳房切除術）施行．術後補助化学療法として AC（ドキソルビシン＋シクロホスファミド）療法を4コースおよびパクリタキセル療法を施行し，経過をみていたが，検査にて多発骨転移による乳がん再発と診断された．今回，化学療法（ペルツズマブ＋トラスツズマブ＋ドセタキセル療法）予定で入院となった．

病理結果：HER2 陽性，ER 陰性，PgR 陰性

既往歴：高血圧症，脂質異常症

持参薬：ノルバスク® OD 錠 5 mg　1回1錠　1日1回　朝食後　6日分
　　　　（アムロジピンベシル酸塩錠）

　　　　リバロ OD 錠 2 mg　1回1錠　1日1回　夕食後　10日分
　　　　（ピタバスタチンカルシウム水和物錠）

　　　　ロキソニン® 錠 60 mg　1回1錠　1日3回　朝昼夕食後　14日分
　　　　（ロキソプロフェンナトリウム水和物錠）

　　　　ガスター® D 錠 20 mg　1回1錠　1日2回　朝夕食後　12日分
　　　　（ファモチジン錠）

喫煙歴：なし，**アルコール**：機会飲酒，**健康食品・サプリメント**：なし，**職業**：主婦，**宗教**：なし，**副作用・アレルギー歴**：なし，**障害の有無（視覚・聴覚・手指など）**：なし

（1）入院当日

入院当日に行う内容
- 初回面談（持参薬および患者情報の収集）
- 持参薬報告書の作成
- 治療方針（処方・検査・食事オーダーなど）の確認
- 医師，看護師との情報共有
- プロブレムの抽出と初期計画の立案
- 記録の作成

1）初回面談のポイント

- カルテや紹介状などから入院の経緯や目的，患者背景を事前に確認しておく．
- 面談で想定される事象をイメージし，患者に確認する事項などをあらかじめ整理しておく．
- 過去の治療の経緯，検査結果などが今後の治療薬選択に重要な情報となることがあるため確認する．
- 緊急の入院か，予定の入院か，予定入院でも疾患の精査や初回の治療，再発などどのような病状であるかによって，患者の身体的状態・精神的状態は異なるため対応に配慮する必要があ

る.

- 持参薬の確認を通じて，病気や服用薬の理解度，残薬数などからアドヒアランスを確認する．入院中の服薬管理を自己管理とするか，看護師管理（与薬カート管理）にするかを判断する.
- 入院中に予定されうる検査・処置に影響する薬剤について把握しておく.

    例）造影CT―ビグアナイド系糖尿病薬：乳酸アシドーシス

    出血を伴う処置―抗血小板薬・抗凝固薬：出血

    白内障手術―α_1遮断薬・リスペリドン，パリペリドン含有製剤：術中虹彩緊張低下症候群など

- 病態に応じた食事量，塩分量などの食事オーダー内容を確認する．また，服用薬と入院中に提供される食事との相互作用などが想定される場合には注意する.

    例）糖尿病患者の摂取カロリー，高血圧症患者の塩分量，食事と医薬品の相互作用（ワルファリン，イソニアジドなど）

2）効果的な患者面談技法

- 身だしなみ

    1章3ページ参照のこと.

- 面談を始めるにあたって，挨拶・自己紹介

    面談に入る前に，挨拶と自己紹介をする．その後，患者にとって話ができる身体的・精神的状態なのかを確認し，面談の目的を説明して同意を得る．その際，患者と同じ目線の高さで，相手の反応に気を配りながら聞き取りやすい声で話すように心がける．周囲が騒がしかったり，患者自身が周囲に聞こえるのを嫌がる場合などは，別室へ誘導するなどの配慮をする.

    会話例：「○○さん，はじめまして．薬剤師の△△です．ご気分はいかがでしょうか？　今から，○○さんが安心して治療をお受けいただけるように，○○さんの体調などの確認とお薬の説明をさせていただきたいのですが，よろしいでしょうか？」

- コミュニケーションの基本

    患者コミュニケーションの基本は傾聴である．一方的な会話は相手を不快にさせるばかりか，理解されずに誤解を招くこともある．治療に関する患者の捉え方，知識，理解力は様々であるため，まずは患者が病状や治療などをどの程度理解し受け入れているか，また，元来どのような性格や思考なのか知ることが望ましい.

    傾聴の際は，聞く姿勢，表情，視線に気を配り，相槌を意識的に行う．情報提供を行う場合は，声の速さ，大きさや調子に配慮し，一方的にならないように相手が理解しているかを確認しながら行うことが望まれる．理解度の低下した高齢者や病気を受け入れられず治療に向き合えない患者などもいるため，説明する情報量にも配慮する必要がある．状況に応じて，一度にすべてを説明するのではなく，何度かに分けて説明を行ったり，家族などのキーパーソンに確認や説明を行う.

    面談の終了の際には，不明な点や質問がないかを確認して，患者と薬剤師の間で理解や認識の相違がないように確認することが重要である.

- 必要な情報を引き出すために

    相手への質問は，オープンクエスチョンとクローズドクエスチョンを有効に利用する．特に

初回面談などでは，自由度の高いオープンクエスチョンを使うことで，病気や治療に対する思いや不安，疑問のほか，症状の変化や生活上の問題点などを引き出すことが可能となる．治療効果を評価できるとともに，ときに治療効果の不足や副作用の早期発見にもつながり，非常に有用である．

会話例：「最近，体調や生活に変わられたことはありましたか？」「治療が始まって変わられたことはありませんか？」「今，一番気になっていること（困っていることなど）は何ですか？」

初対面など信頼関係の形成が不十分なときに，突然オープンクエスチョンで質問されても回答に難色を示す患者もいる．そのような場合には，いくつか簡単に回答できるクローズドクエスチョンを行い，気持ちをほぐしてからオープンクエスチョンを用いると有効な場合がある．

3）持参薬確認の意義と報告書の作成

持参薬確認は，単なる薬の種類や数の確認ではない．今後の治療を行ううえでのスタートラインとなる．どのような処方をされていたかだけではなく，これまでの治療についてどのように理解し，服用していたのか，正確に聴取する必要がある．また，すでに服用している薬が，今の患者の状態に最も適した治療であるとは限らない．抱えている症状や入院時の検査値などから薬剤師として評価する必要がある．初回面談時の訴えや服薬状況を評価し，必要に応じて医師や看護師と情報共有する．

4）入院時採血結果の確認

採血結果を確認して，現在使用中の薬剤を評価する．例えば，腎機能低下があれば持参薬の中で腎排泄型の薬剤はあるのか，投与量は適正か，副作用は出ていないかを確認し，さらに入院中に腎排泄型の薬剤が処方されうる場合には，あらかじめ投与量などに注意を払う．

〈入院時検査値〉
＊各検査の基準値は施設や測定法によって異なるため，各施設の基準を確認のこと．

T-Bil：0.5 mg/dL（基準値：0.4～1.5 mg/dL）

ALB：3.5 g/dL（基準値：4.1～5.1 g/dL）

γ-GTP：40 U/L（基準値：［男性］13～64 U/L，［女性］9～32 U/L）

AST：26 U/L（基準値：13～30 U/L）

ALT：20 U/L（基準値：［男性］10～42 U/L，［女性］7～23 U/L）

LDH：150 U/L（基準値：124～222 U/L）

ALP：380 U/L（基準値：106～322 U/L）

ChE：300 U/L（基準値：［男性］240～486 U/L，［女性］201～421 U/L）

BUN：20 mg/dL（基準値：8～20 mg/dL）

Cre：0.78 mg/dL（基準値：［男性］0.65～1.07 mg/dL，［女性］0.46～0.79 mg/dL）

TP：7.0 g/dL（基準値：6.6～8.1 g/dL）

Na：140 mEq/L（基準値：138～145 mEq/L）

K：4.0 mEq/L（基準値：3.6〜4.8 mEq/L）

Cl：98 mEq/L（基準値：101〜108 mEq/L）

T-Cho：162 mg/dL（基準値：142〜248 mg/dL）

TG：100 mg/dL（基準値：［男性］40〜234 mg/dL，［女性］30〜117 mg/dL）

LDL-C：102 mg/dL（基準値：65〜163 mg/dL）

HDL-C：57 mg/dL（基準値：［男性］38〜90 mg/dL，［女性］48〜103 mg/dL）

UA：4.1 mg/dL（基準値：［男性］3.7〜7.8 mg/dL，［女性］2.6〜5.5 mg/dL）

WBC：6,000/μL（基準値：3,300〜8,600/μL）

RBC：3.8×10^6/μL（基準値：［男性］4.35〜5.55×10^6/μL，［女性］3.86〜4.92×10^6/μL）

Hb：11.0 g/dL（基準値：［男性］13.7〜16.8 g/dL，［女性］11.6〜14.8 g/dL）

PLT：20.1×10^4/μL（基準値：158〜348×10^3/μL）

Neut：50%（基準値：40〜70%（白血球百分率））

CRP：0.3 mg/dL（基準値：0.5 mg/dL 以下）

血糖：75 mg/dL（基準値：73〜109 mg/dL）

HbA1c（NGSP）：5.1%（基準値：4.9〜6.0%）

尿糖：−，尿タンパク：−，尿潜血：−，尿比重：1.018（基準値：1.005〜1.030）

CEA：7.2 ng/mL（5.0 ng/mL 以下）

CA15-3：29.3 U/mL（25.0 U/mL 以下）

NCC-ST-439：11.0 U/mL（7.0 U/mL 以下）

Column　腫瘍マーカー

　乳がんの腫瘍マーカーには，CEA，CA15-3，NCC-ST-439などがある．原発性乳がん Stage I-II の段階での陽性率は10%程度と高くはなく，初診時における有用性は低い．主に再発の発見，再発後の薬物療法の効果をみるために参考として用いられている．

持参薬報告書

報告日　2018年3月31日
報告者　東邦 一郎

患者ID	0123456789		性別	女性
カナ	○○ ○○		生年月日	1952年11月1日（65歳）
氏名	○○ ○○ 様		診療科	乳内外

No	薬品名/規格・単位	用量	用法	持込数量	当院採用	同種同効薬	備考
1	ノルバスク®OD錠5 mg（アムロジピンベシル酸塩錠）	1回1錠	1日1回 朝食後	（6錠）6日分	採		
2	リバロOD錠2 mg（ピタバスタチンカルシウム水和物錠）	1回1錠	1日1回 夕食後	（10錠）10日分	採		
3	ロキソニン®錠60 mg（ロキソプロフェンナトリウム水和物錠）	1回1錠	1日3回 朝昼夕食後	（42錠）14日分	採		
4	ガスター®D錠20 mg（ファモチジン錠）	1回1錠	1日2回 朝夕食後	（24錠）12日分	不	ファモチジンD錠20mg	

図2-2　持参薬報告書

（2）治療方針の決定

> 治療方針確認・患者説明で行う内容
> ・化学療法レジメンの確認（ペルツズマブ＋トラスツズマブ＋ドセタキセル療法）
> ・投与前の事前確認
>   □レジメンは適正か　□投与量は適正か　□支持療法は適正か
>   □アルコールの忍容性（ドセタキセル［一部製品を除く］）　□好中球数≧1,500/mm³
>   □血小板数≧10万/mm³　□肝機能　□心機能（左室駆出率 LVEF）
> ・服薬指導（投与スケジュール，副作用など）
> ・プロブレムの抽出と初期計画への追加
> ・記録の作成

1）化学療法の実施にあたって

　薬物療法の目的は何か確認しておく．具体的には，その治療は根治を目指す治療なのか，症状緩和などを通した延命効果が目標なのかを把握しておく．一般に初期治療は，術前化学療法や術後補助化学療法のように根治を目指す治療であるが，初期治療であっても遠隔転移を伴った症例や再発症例の治療の場合は，症状緩和，症状の発症予防，延命が目的になる．

2）ペルツズマブ＋トラスツズマブ＋ドセタキセル療法

> ペルツズマブ　初回 840 mg　2 回目以降 420 mg
>   60 分かけて点滴静注（初回の忍容性が良好であれば，2 回目以降は 30 分間まで短縮可）
> トラスツズマブ　初回 8 mg/kg　2 回目以降 6 mg/kg
>   90 分以上かけて点滴静注（初回の忍容性が良好であれば，2 回目以降は 30 分間まで短縮可）
> ドセタキセル　75 mg/m²　90 分で点滴静注
>   3 週ごと，ドセタキセルは 6〜8 サイクル，以降はペルツズマブ＋トラスツズマブでの維持療法

適応条件：70 歳以下でパフォーマンスステータス（ECOG-PS：ECOG performance status）が 0 あるいは 1，間質性肺炎の既往のない症例を対象として，転移・再発 HER2 陽性乳がんの一次治療として使用する．

　3 週を 1 サイクルとして，有効性と安全性が確認されていれば投与を継続する．6 サイクル終了後，病勢が安定しており，かつドセタキセルによる副作用が強い場合は，ペルツズマブとトラスツズマブのみを継続投与することも可能である．

　HER2 陽性転移・再発乳がんに対する一次治療として実施された CLEOPATRA 試験において，ペルツズマブ併用群（ペルツズマブ＋トラスツズマブ＋ドセタキセル）は，対照群（トラス

ツズマブ＋ドセタキセル）に比べて主要評価項目である無増悪生存期間（PFS：progression-free survival）および副次的評価項目である全生存期間（OS：overall survival）の有意な改善が認められた．全奏効率（ORR：overall response rate）はペルツズマブ群 80.2％ vs 対照群 69.3％，OS 中央値はペルツズマブ群 56.5 か月 vs 対照群 40.8 か月であり，PFS 中央値はペルツズマブ群 18.7 か月 vs 対照群 12.4 か月といずれもペルツズマブ群で優位性が示された．

　副作用に関しては，下痢は 66.8％（Grade 3 以上 7.9％），好中球減少は 52.8％（Grade 3 以上 48.9％），発熱性好中球減少症は 13.8％（Grade 3 以上 13.8％）であった．Grade 3 以上の下痢，好中球減少，発熱性好中球減少症の頻度は対照群と比較してペルツズマブ群で 2％以上多かったが，左室駆出率（LVEF：left ventricular ejection fraction）の低下は対照群と比較してもペルツズマブ群では認められなかった．

　この試験により，3 剤併用療法の有効性および忍容性が示され，転移・再発乳がんの一次治療として位置づけられている．

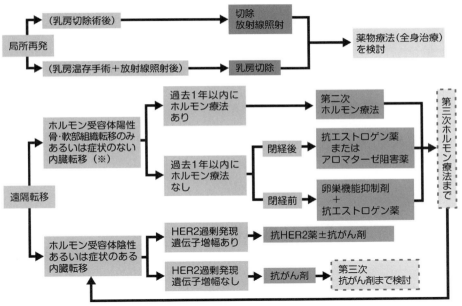

＊ホルモン受容体陽性かつ HER2 陽性の場合，ホルモン剤＋トラスツズマブで開始することもできる．

図 2-3　乳がん再発・転移の治療フロー
（日本乳癌学会，患者さんのための乳がん診療ガイドライン 2016 年版 Q39 図 1 より）

〈参考資料〉
1）日本乳癌学会（2015）科学的根拠に基づく乳癌診療ガイドライン①治療編　2015 年版，金原出版
2）日本乳癌学会（2015）科学的根拠に基づく乳癌診療ガイドライン②疫学・診断編　2015 年版，金原出版
3）日本乳癌学会（2016）患者さんのための乳がん診療ガイドライン　2016 年版，金原出版
4）固形がんの治療効果判定のための新ガイドライン（RECIST ガイドライン）改訂版 version 1.1 —日本語訳 JCOG 版—

5）有害事象共通用語規準（CTCAE：Common Terminology Criteria for Adverse Events）v4.0　日本語訳　JCOG版

6）パージェタ®点滴静注　適正使用ガイド，中外製薬

3）投与前の確認ポイント

- トラスツズマブ，ペルツズマブは心不全などの重篤な心障害と infusion reaction が警告されている．すでに心不全や LVEF の低下がある場合，症状が悪化するおそれがあるため，投与前にきちんと心機能検査が実施されていることとその結果に異常がないことを確認する必要がある．特に LVEF が最も重要な指標となるので，投与開始前に，LVEF が十分であることを必ず確認する．

　　LVEF の算出にあたっては，心エコーの実施を必須とし，MUGA スキャン（multigated acquisition scan：心臓スキャンマルチゲート法）も考慮される必要がある．また，経時的に検討できるよう，一貫して同じ測定方法で行わなければならない．さらに，心電図や胸部 X 線画像から得られる情報や，患者の訴えなども重要な情報となるので，適宜検査を行う必要がある．

参考：CLEOPATRA 試験において，除外基準とされていた患者

〈合併症〉

・コントロール不良の高血圧

　（収縮期血圧＞150 mmHg および／もしくは拡張期血圧＞100 mmHg）

・不安定狭心症

〈既往歴〉

・NYHA（New York Heart Association）分類に合致するうっ血性心不全

・治療を要する重篤な不整脈（心房細動，発作性上室性頻脈を除く）

・6 か月以内の心筋梗塞

・術前/術後療法でのトラスツズマブ投与中または投与後に LVEF＜50%

- ドセタキセルの用量規制因子（DLF：dose limiting factor）は好中球減少であり，投与直前の検査値を確認する．ドセタキセルは肝代謝型の薬物であるが，現時点で，肝機能低下時の投与量の目安は確立していない．したがって，肝機能低下時では特に効果と副作用を注意深くモニタリングし，副作用が強くあらわれた際などは次回の投与量（減量）について医師と協議する．

- ドセタキセル製剤であるタキソテール®にはエタノールを含む溶解液が添付されている．アルコールへの忍容性を事前に確認し，アルコールに過敏な患者に投与が必要な場合は，生理食塩液または 5%ブドウ糖を用いて溶解する（溶解方法については，5-12-3「タキソテール®点滴静注用 80 mg，20 mg の調製方法」の項参照のこと）．

　　ワンタキソテール®はすでに溶解された製剤であるが，タキソテール®に比べて濃度が 2 倍であり，製剤中にエタノールを含むため，アルコールに過敏な患者には使用できない．2018年 8 月現在，エタノールフリーかつプレミックス不要の製剤も市販されている．

4) 副作用対策と事前指導（以下，副作用の原因となりやすい薬剤をカッコ内に記す）

• infusion reaction（トラスツズマブ，ペルツズマブ）

投与中または投与開始後24時間以内に多く報告されている．CLEOPATRA試験での発現率は，13.0％であった．重度ではアナフィラキシー様症状，肺障害（気管支攣縮，重度の血圧低下，成人呼吸窮迫症候群など）が発現する．軽度〜中等度では発熱，悪寒，悪心・嘔吐，疼痛，頭痛，咳，めまい，発疹，疲労などが発現する．投与中に異常が認められた場合，投与速度を遅らせる，または投与を中断し，適切な処置（解熱鎮痛薬，抗ヒスタミン薬の投与など）を行う．さらに，症状が回復するまで患者の状態を十分に観察する．

通常，発現する副作用は軽度〜中等度の症状であり，初回投与時に発現しやすいが，2回目以降の投与時にもあらわれることがあるため注意が必要である．前回投与時にinfusion reactionが発現した場合，再投与前に抗ヒスタミン薬，副腎皮質ホルモンなどを前投薬として使用する場合もあるが，その有効性については十分なエビデンスはない．重度のinfusion reactionを認めた場合，再投与は勧められない．

○患者指導：薬剤投与中に普段と異なる症状を感じたときには，直ちに報告するよう指導する．

• 心毒性（トラスツズマブ，ペルツズマブ）

トラスツズマブ，ペルツズマブの心毒性は，標的分子である上皮成長因子受容体（HER2）が心筋にも発現しており，心筋の発育や収縮機能の維持に重要な役割を果たしているためと考えられている[1]．治療中は，原則として3か月ごとに心機能をモニターすることが推奨される．また，頻脈，労作時の呼吸困難，足首の浮腫などに注意してモニタリングする．

LVEF 40％未満，あるいは40〜45％で，ベースラインからのLVEFの低下が10％以上となった場合は，投与を延期する必要がある．投与の再開・中止は，LVEFを再評価したうえで，判断されなければならない（LVEFの再評価は，投与延期後3週間以内に実施）．

心不全などの重篤な心障害が発現し，死亡に至った例も報告されているため，投与前に心機能検査(心エコーなど)を確認する．特に以下の患者については頻回の心機能検査が必要である．

① アントラサイクリン系抗がん剤を投与中の患者，またはその前治療歴のある患者

② 胸部へ放射線を照射中の患者

③ 心不全症状のある患者

④ 冠動脈疾患（心筋梗塞，狭心症など）の患者，またはその既往歴のある患者

⑤ 高血圧症の患者，またはその既往歴のある患者

○患者指導：動悸，息切れ，頻脈，むくみなどがあらわれた場合には，相談するよう指導する．

• 血管外漏出（ドセタキセル）

ドセタキセルは壊死起因性抗がん剤（vesicant drug）に分類される．血管外漏出は患者自身が気づかないことも多い．そのため，投与前に患者に説明をし，投与後3日間ほどは点滴部位の変化などを確認してもらう．血管外の漏出が起こった際には，症状に応じてステロイドの局注や塗布など適宜迅速に対応をする．

○患者指導：刺入部の違和感，疼痛，腫脹，灼熱感がある場合には，直ちに報告するように指導する．
　　　　　　投与終了後にあらわれることもあるため，点滴終了後数日間は観察するように指導する．

---

1) Özcelik C, Erdmann B, Pilz B., *et al.*（2002）*PNAS.*, 99（13），p.8880-8885

・悪心・嘔吐（ドセタキセル）

抗がん剤治療に伴う悪心・嘔吐には，投与後 24 時間以内に出現する急性の悪心・嘔吐（acute emesis），24 時間後から約 1 週間程度持続する遅発性の悪心・嘔吐（delayed emesis），抗がん剤のことを考えただけで誘発される予期性悪心・嘔吐（anticipatory nausea and vomiting）などがある．

制吐薬には，5-HT$_3$ 受容体拮抗薬，NK$_1$ 受容体拮抗薬，デキサメタゾン，あるいはメトクロプラミドなどといったドパミン D$_2$ 受容体拮抗薬があり，予期性悪心・嘔吐にはロラゼパムなどの抗不安薬を使用する．薬剤によって内服と注射などがあり，患者の状態に応じて選択することも可能である．

悪心・嘔吐は，患者の QOL を著しく低下させるため抗がん剤の催吐性リスク分類に応じた制吐薬を用いることが推奨されている．催吐性リスク分類では，ドセタキセルは軽度催吐性リスクに，トラスツズマブ，ペルツズマブは最小度催吐性リスクに分類されている．

表 2-1　催吐性リスク分類

高度催吐性リスク（high emetic risk） ：90%を超える患者に発現する	AC 療法，EC 療法，シクロホスファミド（≧1,500 mg/m^2），シスプラチンなど
中等度催吐性リスク（moderate emetic risk） ：30〜90%の患者に発現する	カルボプラチン，ドキソルビシン，シクロホスファミド（＜1,500 mg/m^2），イリノテカンなど
軽度催吐性リスク（low emetic risk） ：10〜30%の患者に発現する	エトポシド，ゲムシタビン，ドセタキセル，フルオロウラシル，パクリタキセルなど
最小度催吐性リスク（minimal emetic risk） ：発現しても 10%未満である	トラスツズマブ，ビノレルビン，ベバシズマブ，ペルツズマブ，リツキシマブなど

AC 療法：ドキソルビシン＋シクロホスファミド　EC 療法：エピルビシン＋シクロホスファミド
制吐薬の予防的投与なしで各種抗がん剤投与後 24 時間以内に発現する悪心・嘔吐（急性の悪心・嘔吐）の割合（%）に従って定義し，4 つに分類される．

〈参考資料〉
1）日本癌治療学会（2015），制吐薬適正使用ガイドライン 2015 年 10 月【第 2 版】，金原出版

5）お薬説明・服薬指導のポイント

治療開始前に説明しておくべき内容として，治療の目的，治療スケジュール，起こる可能性の高い副作用，起こる可能性は低くても重篤な副作用（特にその初期症状），治療上は問題にならない副作用でも患者が知らないと不安になる副作用（尿の赤色化など），予防的に使用する支持療法などがある．説明に際しては，患者向けパンフレットなどのお薬説明ツール（図 2-4，p.26，27）が有用である．副作用については，患者が特に不安に感じることであり，ときに治療継続に影響することもあるため，正確に伝えるとともに過大，あるいは過少な説明にならないよう注意する．

治療目標は，初期治療と再発後治療で異なるため，医師の治療方針や患者への治療に関する説明内容を確認しておく必要がある．患者と対話する前に必ず，身体的あるいは精神的に会話が可能な状態かを確認し，病気や治療についてどのように感じているか注意を払う必要がある．説明

2章 病棟・チーム医療　25

表 2-2　情報提供スキル SPIKES

S：Setting （場の設定）	・プライバシーが確保された場所 ・十分な時間の確保 ・患者と同じ目線の高さに合わせる ・オープンクエスチョンの利用 ・質問しやすい雰囲気づくり
P：Perception （病状の認識度の把握）	・面談はじめの時点で，病状や治療についての考えや思いを把握する ・病気や治療に対して誤った考えを持っていないかなど判断する
I：Invitation （どこまで知りたいと思っているか，心の準備はできているか）	・患者が説明を聞く，受け入れる準備ができているかを確認する．すべてを知りたい人とそうでない人がいる．知りたくない人にたくさんの情報を伝えても受け入れられない．患者がどこまで知りたいと思っているか判断する
K：Knowledge （伝え方の技術）	・専門用語をわかりやすく言い換える ・理解しやすいように少しずつ分けて話す ・定期的に患者の理解を確認する ・完治を望めない化学療法でも，疼痛コントロールや症状緩和など治療の目標を共通認識し，患者に寄り添う対話を行う
E：Emotion/Empathy/Exploration （感情への共感的対応）	・態度や言葉で患者への思いやりを示す ・患者の感情表現に注意する（特に"悪い知らせ"の後は） ・反復（患者の言葉を繰り返す）や間をとること，沈黙も重要である
S：Strategy/Summary （今後の予定・計画を説明する）	・治療スケジュールなど今後の予定と面談のまとめを話す．次回訪室の予定など伝え，継続してケアしていくことを伝える．患者がまだ理解できない様子であったり，不安が強そうであれば，日を改めて再度説明することも重要である

時には，表 2-2 にあげる情報提供スキル SPIKES などを意識して行う．SPIKES は，「悪い知らせ」を適切に伝えるための手順とされるが，薬剤師が患者と向き合う様々な場面においても有用である．状況に応じて，患者本人だけでなく同意を得て家族も同席のもと説明を行う．

　また，服薬指導が単に薬の説明にならないように留意する．すなわち，患者は何を大切にどんな生き方をしたいと思っているのか，その気持ちを想像し，配慮し，治療や服薬をどう受け入れられるのかを一緒に考える姿勢が大切である．薬の説明だけに終わらず，使用後の状態の変化を確認し，気持ちの変化に応じて治療をともに進めていく意識が必要である．

6）記録の作成

・記録の作成は，薬剤師が，実施したことを記録するとともに他の医療者との情報の共有に必須

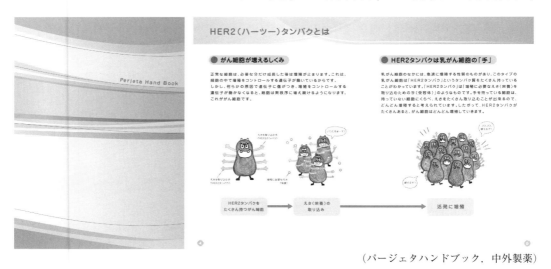

図2-4 お薬説明ツールの例

である．

章末（p.62，63）には参考として患者ケアシートを載せている．患者情報を整理し，治療の経過を記録するのに活用されたい．

- プロブレムリストの作成
  #1. がん化学療法の適正使用（ペルツズマブ＋トラスツズマブ＋ドセタキセル療法）
  #2. がん化学療法による副作用モニタリング

2章 病棟・チーム医療　27

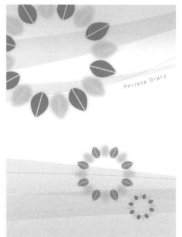
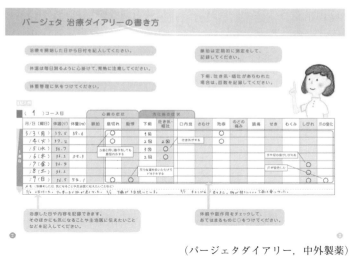

（パージェタダイアリー，中外製薬）

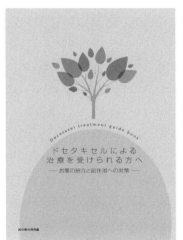
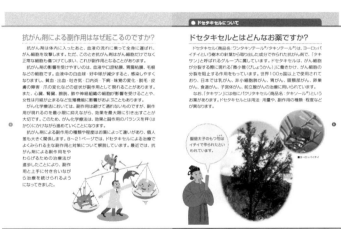

（ドセタキセルによる治療を受けられる方へ，サノフィ）

図 2-4　（つづき）

　　#2-1. infusion reaction
　　#2-2. 心毒性
　　#2-3. 発熱性好中球減少症
　#3. 疼痛コントロール（疼痛増悪の際に，新たに立てるプロブレム）
　#4. 嘔気・嘔吐のコントロール（嘔気出現の際に，新たに立てるプロブレム）
・初期計画の作成
　#1. がん化学療法の適正使用（ペルツズマブ＋トラスツズマブ＋ドセタキセル療法）
　　目　　標：患者は，効果的かつ安全な化学療法を受けることができる．
　　初期評価：現在，再発乳がんの化学療法の一次治療はペルツズマブ＋トラスツズマブ＋ドセタ
　　　　　　　キセル療法とされている．肝・腎機能およびECOG-PSによっては，投与量の減
　　　　　　　量や投与自体の可否を検討する必要がある．

Op1：投与予定のレジメンおよび投与量を確認する．
Op2：肝・腎機能を確認する．

Cp1：肝・腎機能障害時は，文献等のエビデンスをもとに減量を提案する．
Cp2：ECOG-PS 不良の場合には，減量または投与中止を提案する．

Ep：投与スケジュールを説明する．

#2．がん化学療法による副作用モニタリング

#2-1．infusion reaction

目　　標：患者は infusion reaction の初期症状を理解し，重症化を防ぐことができる．

初期評価：infusion reaction は，ペルツズマブ，トラスツズマブ投与中または投与開始後 24 時間以内に多く報告されている．回避のための前投薬に関する有用性は報告されておらず，予防投与は推奨できない．症状出現時に適切な対応をするためには，患者に初期症状を理解してもらう必要がある．

Op1：掻痒感，発疹，発熱，頭痛などの有無を確認する．
Op2：血圧を確認する．
Op3：呼吸苦の有無を確認する．

Cp1：軽度な infusion reaction があらわれた場合には，投与速度を遅くすることを提案する．
Cp2：症状に応じて解熱鎮痛薬や抗ヒスタミン薬の使用を提案する．

Ep1：infusion reaction の初期症状（掻痒感，発疹，発熱，頭痛など）を説明する．
Ep2：トラスツズマブによる infusion reaction は初回投与時に多いことを説明する．
Ep3：症状出現時は，速やかに申し出るよう指導する．

#2-2．心毒性

目　　標：患者は心毒性の初期症状を理解し，早期発見に努めることができる．

初期評価：臨床試験（CLEOPATRA 試験）によると心毒性の発現率は 1.2％である．抗がん剤投与前の心機能（左室駆出率 LVEF）は正常であることを確認したが，投与後に心毒性が発現する可能性がある．早期発見のため，患者に初期症状を説明する必要がある．

Op1：心機能（左室駆出率 LVEF）を確認する．
Op2：初期症状（息切れ，動悸）の有無を確認する．

Cp：息切れ，動悸の出現時には心エコー検査を提案する．

Ep1：心毒性の初期症状（息切れ，動悸）を説明する．

Ep2：息切れ，動悸等の症状が強く出現する場合には，受診するよう指導する．

Ep3：トラスツズマブによる心毒性は可逆性であることを説明する．

#2-3. 発熱性好中球減少症（FN：febrile neutropenia）

目　　標：患者は，FN 発現率の高い治療を受けることを理解し，FN の初期症状を理解するとともに，FN 予防策を実行することができる．

初期評価：臨床試験（CLEOPATRA 試験）によると FN の発現率は13.8％と頻度が高い．抗がん剤投与前の好中球数は 3,000/μL であり，投与基準を満たしているが，投与後は感染予防策をとるとともに，FN 発現時には G-CSF 製剤や抗菌薬の適正使用に努め，感染の重症化を防ぐ必要がある．

Op1：好中球数を確認する．

Op2：発熱（37.5℃以上）の有無を確認する．

Op3：FN 発現時には血培結果を確認する．

Cp1：G-CSF 製剤の予防的使用を提案する．

Cp1：FN 発現時にはグラム陰性桿菌（緑膿菌）をカバーする抗菌薬および G-CSF 製剤の使用を提案する．

Cp2：G-CSF 製剤は，好中球数が 5,000/μL を超えた場合は中止を提案する．

Ep1：投与7〜10日後は好中球数が低下しやすい時期であることを説明する．

Ep2：投与7〜10日後には検温を行い，発熱が続く場合には受診するよう指導する．

Ep3：感染予防策（手洗い・うがいの励行，マスクの着用，人混みを避けるなど）を説明する．

（3）Day 1（化学療法開始日）

Day 1（化学療法開始日）より行う内容

・投与開始より infusion reaction，注射部位反応など患者状態の確認

・投与翌日以降，副作用および血液検査値確認

・症状に合わせた支持療法や検査オーダーの提案

・記録の作成

＊副作用などの問題がなければ短期間で退院となり，レジメンの内容により外来化学療法へ移行する

1）投与開始後の副作用モニタリング

　頻度の高い副作用および頻度は少なくとも重大な副作用には速やかな対応ができるように予測してモニタリングにあたる．CLEOPATRA試験において，頻度50％以上でみられた副作用は，下痢66.8％，脱毛60.9％，好中球減少52.8％であった．

- infusion reaction（トラスツズマブ，ペルツズマブ）
　前項23ページ参照のこと．

- 血管外漏出（ドセタキセル）
　前項23ページ参照のこと．

- 心毒性（トラスツズマブ，ペルツズマブ）
　前項23ページ参照のこと．

- 悪心・嘔吐（ドセタキセル）
　制吐対策を行ったうえで，悪心・嘔吐が出現した場合は，メトクロプラミド錠5mg，ドンペリドン錠10mgなどドパミンD_2受容体拮抗薬，オランザピン錠5mgなどを用いる．メトクロプラミドは錠剤のほか，注射剤があり，ドンペリドンは坐剤がある．また，予期性の悪心・嘔吐の場合は，ロラゼパム錠1回0.5〜1.5mg（高齢者は0.5mgから）やアルプラゾラム錠1回0.4〜0.8mg（高齢者は0.2mgから）を用いる．
　○患者指導：ゆったりとした服装にする．食事は少量ずつ，回数を増やすなどの対応を指導する．また，食べやすい性状（匂い，味付け，温度など）にする．必要に応じて食事・栄養指導を受けてもらう．

- 好中球減少・発熱性好中球減少症（ドセタキセル）
　好中球数は，多くの抗がん剤で化学療法開始後7〜14日に最低値（nadir）になる．好中球数が1,000/μL未満の期間が1週間持続すると約10％で重症感染症を発症するといわれ注意が必要である（表2-3）．また，FNは，①好中球数が500/μL未満，または1,000/μL未満で48時間以内に500/μL未満に減少すると予測される状態で，かつ②腋窩温37.5℃以上（口腔内温38℃以上）の発熱を生じた状態と定義される．
　FNおよびがん薬物療法時に起こる感染症の予防には，予防的抗菌薬投与と予防的顆粒球コロニー刺激因子（G-CSF：granulocyte-colony stimulating factor）製剤の投与がある．

表2-3　好中球減少の程度・期間と重症感染症発症リスク

好中球数（/mm³）		好中球減少期間（週）と重症感染症発症リスク（％）							
治療前	低下時	1週	2週	3週	4週	6週	10週	12週	14週
any level	2,000≦	12							
any level	＜2,000	2							
any level	＜1,500	5							
any level	＜1,000	10	30	45	50	65	70	85	100
any level	＜500	19							
any level	＜100	28	50	72	85	100			

（Bodey GP., et al.（1966）Ann Intern Med., 64（2），p.328-340）

予防的抗菌薬投与については，高度な好中球減少が長期間続く（好中球数 $100/\mu L$ 未満が7日を超えて続く）と予想される患者ではフルオロキノロンの予防投与が推奨される（推奨の強さ：1，エビデンスレベル：B）．好中球減少が軽度（好中球減少期間が7日未満）と予想される患者ではルーチンの抗菌薬予防投与は推奨されない（推奨の強さ：1，エビデンスレベル：C）．

がん薬物療法後の好中球減少期における抗菌薬予防投与は，発熱や菌血症の発生頻度を有意に減少させ，感染症による死亡を減少させることが示されている．一般的に予防として用いられる投与方法は，レボフロキサシン 500 mg 分1，またはシプロフロキサシン 600 mg（分2または分3）である（予防投与は保険適応外）．ただし，耐性化の懸念から予防投与を一律で行うべきではない．

予防的 G-CSF 製剤の投与については，FN の発症頻度が 20％以上のがん薬物療法を行う患者では，G-CSF 一次予防が推奨される（推奨の強さ：1，エビデンスレベル：A）．FN の発症頻度が 10〜20％のがん薬物療法を行う患者 FN リスクを有する患者では，G-CSF 一次予防が推奨される（推奨の強さ：2，エビデンスレベル：C）．

FN リスクとしては，65 歳以上，がん薬物療法歴，放射線治療歴，持続する好中球減少症，骨髄への浸潤，最近の手術，黄疸（ビリルビン＞2.0），腎機能低下（クレアチニンクリアランス＜50）などがある．

なお，FN の発症頻度 10％未満の場合には一次予防を推奨しない．

＊推奨の強さ：1（強く推奨する），2（弱く推奨する［提案する］）

エビデンスレベル：A（効果の推定値に強い確信がある），B（効果の推定値に中等度の確信がある），C（効果の推定値に対する確信は限定的である），D（効果の推定値がほとんど確信できない）

〈参考資料〉

1）日本臨床腫瘍学会（2017）発熱性好中球減少症（FN）診療ガイドライン改訂第2版，南江堂

• 下痢（ドセタキセル）

ドセタキセルの治療開始後，数日から数週間で下痢が起こることがある．下痢の際は，ロペラミドなどの止瀉薬を用いる．

○患者指導：下痢の際は，脱水状態になるのを防ぐため，スポーツドリンクや経口補水液などで水分を補給する．乳製品や油っぽい食べ物，香辛料を使った食べ物，アルコールやコーヒーなどカフェインを含む飲み物は症状をひどくする可能性があるため，下痢のときは控える．感染症を防ぐため，排便後は肛門周囲を清潔に保つ．

• 口内炎（ドセタキセル）

ドセタキセル投与後 7〜12 日で粘膜に発赤や潰瘍を形成し，投与後 3〜4 週間で自然治癒する．口内炎予防のため，クライオセラピーやアロプリノール含嗽液などが用いられることがあるが，エビデンスは十分ではない．口腔内衛生や保湿に努めることで，発症の抑制や症状が軽減する可能性がある．対症療法としては，ステロイド軟膏，疼痛管理には，キシロカインなどの局所麻酔薬，NSAIDs やオピオイドを使用する．また，食事の形態は症状に応じて変更する．なお，外傷性や口腔内カンジダ，ヘルペス性口内炎でないことを確認しておく．

○患者指導：口腔内の衛生・保湿を心がける．疼痛のため歯ブラシによるブラッシングが困難な場合は，スポンジブラシやマウスウォッシュ（アルコールは乾燥を助長するためアルコールを含まないもの）を用いる．固い食べ物や極端に熱いもの，刺激のあるものは避ける．

・脱毛（ドセタキセル）
　　通常，治療開始後3～4週間ほど経過してから発現する．これは，毛髪をつくる細胞（毛母細胞）では細胞分裂が活発に行われているため，抗がん剤の影響を受けやすいためである．また，眉毛やまつ毛などの体毛も抜けることがある．現在のところ治療法はないが脱毛は一時的なもので，治療が終了すれば多くの場合，半年から1年で回復する．
　　○患者指導：長い髪は短くカットしておくとよい．髪に刺激を与えないように，次の点に注意する．シャンプーは刺激の少ないものを使用する．洗髪の際は，強くこすらないように優しく泡立てて洗う．ブラシは目の粗いものを使用し，優しくブラッシングする．帽子，バンダナ，ウィッグなど適宜利用する．

・浮腫（ドセタキセル）
　　ドセタキセルの治療開始後，数週間から数か月で，浮腫や体液貯留が起こることがある．発現頻度は，累積投与量 400mg/m^2 を超えると高くなるといわれる．
　　○患者指導：むくみがひどくなると心臓に負担がかかることもあるため，規則的に体重を測るなどしてひどくなる前に相談するように指導する．また，塩分の過剰摂取や水分の摂りすぎに注意する．

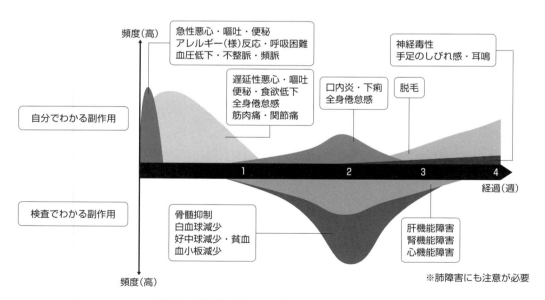

図 2-5　抗がん剤による主な副作用の発現時期
（西條長宏，加藤治文編（2011）インフォームドコンセントのための図説シリーズ 肺がん 改訂4版，医薬ジャーナル社より抜粋・改変して引用）

2) 記録の作成

• 経過記録の作成

Day 1

S：痒みも頭痛もありません．体調はいつも通りです．

O：トラスツズマブ投与 30 分後

血圧 120/68 mmHg

A：トラスツズマブ投与開始後，infusion reaction の初期症状はみられていない．現時点で大丈夫であっても，これから発現する可能性もあるため，特に投与後 24 時間までは観察が必要だろう．

P：Ep1～3 実施．Op1～3 継続．

(4) Day 7

背部痛の増強あり．以下の処方がされた．

オキシコンチン® TR 錠 5 mg	1 回 1 錠	1 日 2 回	8 時，20 時	7 日分
（オキシコドン塩酸塩水和物徐放錠）				
ノバミン® 錠 5 mg	1 回 1 錠	1 日 3 回	朝昼夕食後	7 日分
（プロクロルペラジンマレイン酸塩錠）				
マグラックス® 錠 330 mg	1 回 1 錠	1 日 3 回	朝昼夕食後	7 日分
（酸化マグネシウム錠）				

Day 7（疼痛増強－オピオイド開始）で行う内容

• 痛みの評価
• ベース投与量とレスキュー量確認，支持療法の確認
• 服薬指導（疼痛コントロール，服薬方法，副作用，服薬上の注意などについて）
• プロブレムの抽出と初期計画への追加
• 記録の作成

1) 痛みの評価

痛みの日常生活への影響，痛みのパターン（持続痛か突出痛か），痛みの強さ，痛みの部位，痛みの経過，痛みの性状（ズキズキ，チクチク，締め付けられるなど），痛みの増悪因子と軽快因子（どんなときに強くなって，どんなときに軽快するのか），現在行っている治療の反応，およびレスキュー薬の鎮痛効果と副作用について評価する．この他に，オピオイド選択のために，鎮痛薬の投与可能な経路，合併症（特に腎機能障害），併存症状（特に便秘，呼吸困難）などについて評価する．評価方法については，患者や医療従事者が共通して認識できるスケール

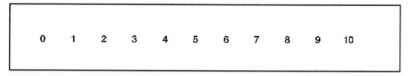

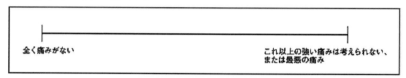

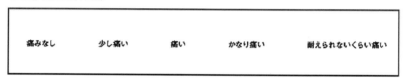

（日本緩和医療学会緩和医療ガイドライン委員会編がん疼痛の薬物療法に関するガイドライン 2014 年版，金原出版）

（Whaley L, et al. Nursing Care of Infants and Children, 3rd ed, St. Louis Mosby, 1897）

図 2-6　痛みの強さの評価スケール

（図 2-6）がいくつか開発され用いられている．また，的確にもれなく評価できるように「痛みの評価シート（図 2-7）」などが作成されており，有用である．

　痛みの原因は，がん治療による痛み（術後痛症候群，化学療法後神経障害性疼痛など）やがん・がん治療と直接関連のない痛み（脊柱管狭窄症，帯状疱疹など）がある．痛みがオンコロジーエマージェンシー（脊髄圧迫症候群，骨折・切迫骨折，感染症，消化管の閉塞・穿孔・出血など）の症状であることがあるので，痛みの対応のみでなく，痛みを生じている病態の把握と原因への対応が必要な場合がある．特殊な疼痛症候群（神経障害性疼痛，骨転移痛，胸痛など）の場合などそれぞれの対応が必要となる．原因に応じて，鎮痛薬の投与など痛みに対する治療とともに，外科治療，化学療法，放射線治療などの腫瘍そのものに対する治療を行う．

2）疼痛コントロール

　がん疼痛の薬物療法に関するガイドライン 2014 年版には，がんの痛みに対して以下のように記載されており，積極的にオピオイドが用いられる．投与方法については，疼痛時のみの屯用

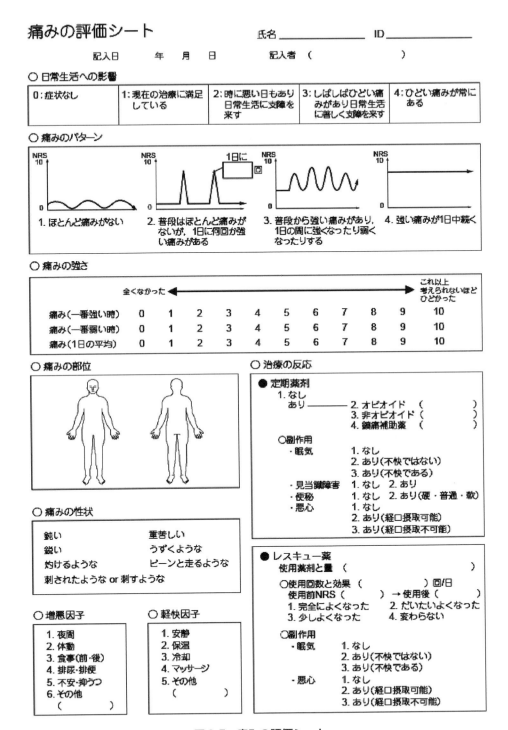

図 2-7 痛みの評価シート
(日本緩和医療学会緩和医療ガイドライン委員会編 がん疼痛の薬物療法に関するガイドライン 2014 年版, 金原出版)

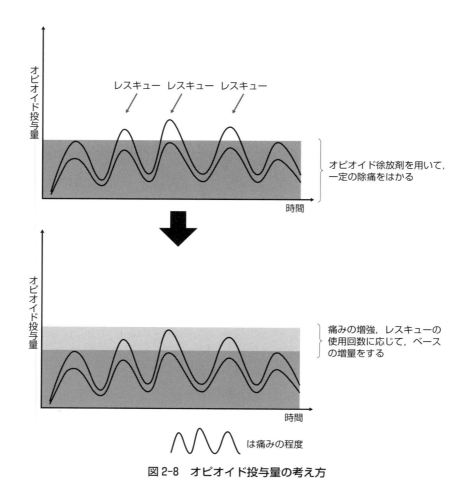

図2-8 オピオイド投与量の考え方

(レスキュー)で開始される場合もあるが，原則，定期的に使用し痛みに応じてレスキューを追加使用し，1日を通じて痛みがない投与量を目標にコントロールしていく．

非オピオイド鎮痛薬で十分な鎮痛効果が得られない，または，中等度以上の痛みのあるがん患者に対して，オピオイドは，プラセボに比較して痛みを緩和する（1B：強い推奨，低いエビデンスレベル）．

3）オピオイドの副作用対策

モルヒネによる鎮痛効果が得られる血中濃度よりもはるかに低い濃度で嘔気・嘔吐，便秘があらわれることがわかっている．したがって，オピオイドを開始するときは，悪心・嘔吐，便秘への対策をとっておく．

オピオイドを開始するときは，悪心・嘔吐について十分な観察を行い，悪心時として制吐薬をいつでも使用できる状況にしておき，悪心・嘔吐が継続する場合は数日間定期的に投与する．患者の状態によっては，オピオイドの開始と同時に制吐薬を定期的に投与してもよい（1C：強い推奨，とても低いエビデンスレベル）．また，患者の排便状態について十分な観察を行い，水分摂取・食事指導や下剤の投与など便秘を生じないような対応を行う（1C：強い推奨，とても低

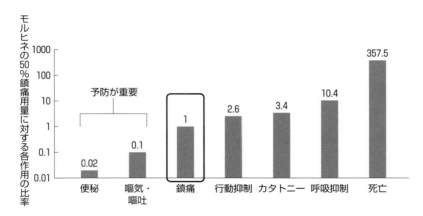

図 2-9 モルヒネの主な薬理作用の 50%有効量の比較
(鈴木勉ほか (2006) *Inflammation and Regeneration.*, 26, p.96-100, 図 1 を参照して作成)

いエビデンスレベル).

　嘔気・嘔吐に関しては，1～2週間で耐性を生じるため，それまでの期間はプロクロルペラジンなどのドパミン D_2 受容体拮抗薬を定期的に服用することがある．ただし，漫然とした投与は錐体外路症状などの発現リスクとなるため最短にとどめるべきである．

　オピオイドによる便秘に対しては，耐性の報告はなく，使用中は常に起こりうる．便通の状態に応じた下剤の調整や水分摂取，食事指導などにより対応していく．

　なお，これら副作用などのコントロールに難渋する場合は，適宜オピオイドスイッチを行う．

〈参考資料〉
1) 日本緩和医療学会緩和医療ガイドライン委員会 (2014) がん疼痛の薬物療法に関するガイドライン 2014 年版，金原出版

4) 服薬指導のポイント

　疼痛コントロールは，個人に合った量で，規則正しく服用することが必要である．そのためオキシコンチン® TR 錠は決められた時間で飲むように説明する．服用の際は，水を含むとゲル化するため，舐めたり，ぬらしたりせず，口に入れた後は速やかに十分な水でそのまま飲み込むよう患者に指導する．また，オキシコンチン® TR 錠は空腹時と比較して食後に服用した際に効果が強く出るおそれがあるため（表 2-4），食後または空腹時のいずれか一定の条件下で飲むことを説明する．

　飲みはじめでは人によって気持ち悪くなることがあるが，通常 1～2 週間で身体が慣れて吐き気はなくなることが多い．状態によっては最初の期間だけ吐き気止め（プロクロルペラジン）の併用を考慮する．また，高頻度で便秘が起こるため，症状に応じて下剤を使用するほか，水分摂取や食物繊維の多い食品を積極的に摂るなど生活上のアドバイスも合わせて行う．

　疼痛増強時や突発性の疼痛が出現した際は，我慢せずオキノーム®を服用させる．1 日のオキノーム®の使用回数に応じてベースのオキシコンチン® TR 錠の量を調整する必要があるため，服用時間を記録するよう話しておくとよい．

表2-4　オキシコンチン® TR錠の薬物動態に対する食事の影響

	空腹時	高脂肪食
Cmax（ng/mL）	40.2 ± 10.8	62.9 ± 10.7
AUC（ng・hr/mL）	403.5 ± 102.1	518.5 ± 130.9

（測定法：LC/MS/MS）（mean ± S.D.）

オキシコンチン® TR錠を空腹時投与と高脂肪食後投与で比較すると，Cmaxは高脂肪食後投与で1.56倍高い濃度となった．

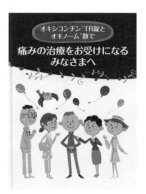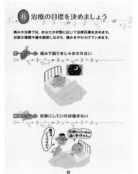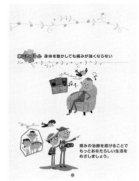

図2-10　お薬説明ツールの例

（オキシコンチン® TR錠とオキノーム® 散で痛みの治療をお受けになるみなさまへ，塩野義製薬）

5）記録の作成

- 初期計画の作成

　#3. 疼痛コントロール（疼痛増悪の際に，新たに立てるプロブレム）

目　　標：患者は，複数の鎮痛薬で疼痛コントロールを行う意義を理解し，鎮痛薬による副作用をコントロールしながら痛みを緩和することができる．

初期評価：現在はロキソプロフェンのみで疼痛コントロールしている．疼痛の増悪があり，医療用麻薬の導入が決まったが，初回の使用のため「麻薬」という言葉に抵抗を感じる可能性がある．また，医療用麻薬は十分量を投与しないと副作用＞＞作用となり，患者が服薬拒否することにつながりやすい．

　　　　　よって，医療用麻薬の使用意義を説明し，患者の理解を得たうえで疼痛コントロールを始める必要がある．

Op1：痛みの質（うずくような痛み，しびれるような痛み，など），部位，強度（NRS，VAS，フェイススケールなど）を確認する．
Op2：痛む時間帯（四六時中，ある体位をとったとき，食後になると，など）を確認する．
Op3：服薬コンプライアンスを確認する．
Op4：排便状況を確認する．
Op5：嘔気の有無および食事摂取量を確認する．
Op6：検査値（Na，K，Ca，ALB，Cre，AST，ALT）を確認する．

Op7：処方された鎮痛薬の用法・用量を確認する.

Cp1：医療用麻薬のベース量，レスキュー量が適切でない場合，処方変更を提案する.
Cp2：医療用麻薬開始時に緩下剤＋制吐薬の併用を提案する.
Cp3：痛みが神経障害性疼痛と考えられる場合，鎮痛補助薬を提案する.
Cp4：便秘傾向の場合，下剤の増量またはオピオイドスイッチを提案する.
Cp5：嘔気発現時は制吐薬の開始あるいは変更を提案する.
Cp6：検査値異常（高カリウム血症，高カルシウム血症）に対応した処方を提案する.
Cp7：必要に応じて投与経路変更を提案する.

Ep1：痛みにより，奏効しやすい薬剤は異なることを説明する.
Ep2：医療用麻薬は十分量を服用しないと副作用ばかり出てしまうことを説明する.
Ep3：医療用麻薬の主な副作用と対処方法を説明する.
Ep4：レスキュードーズの使用方法を説明する.
Ep5：医療用麻薬の増量方法を説明する.

• 経過記録の作成

Day 7

S：痛みが強くなってきました．ときどき和らぐこともありますが，痛みで起きてしまうこと
　もあります．痛む場所は1か所ではないです．どんな痛みかですか？うーん，表現しにく
　いんですよね．こう…ぐーっと押さえつけられるような感じかな.
O：ロキソニン®錠60mg　1回1錠　1日3回　朝昼夕食後　服用中
　オキシコンチン®TR錠5mg　1回1錠　1日2回　8時，20時　開始予定
　　　Day 6の痛みの強さ→14：00にNRSで5，22：00にNRSで8.
A：患者の発言より，疼痛が増悪していることがわかる．痛みで睡眠が妨げられており少なく
　とも中等度〜高度の疼痛と考えられる.
　がん疼痛か骨転移痛かの判別は難しそう．医師よりオキシコンチン®TR錠（オキシコド
　ン）の開始指示が出ており，まずは効果を確認する必要あり.
　患者にとって初めての医療用麻薬であり，効果・副作用の説明が必要である.
　オピオイドによる便秘や嘔気に対して，緩下剤および制吐薬の処方あり.
　レスキュー指示が出ていないため，医師に「オキノーム®散2.5mg　1回1包　疼痛時」
　の処方提案が必要である.
P：Ep1〜5実施．Cp2実施．Op1〜7継続.

6）その他，乳がん患者における症状緩和で考えること

　乳がん患者において，疼痛を伴う症状にがん性皮膚創傷・がん性皮膚潰瘍がある．がん性皮膚
創傷は，皮膚に二次性局所浸潤もしくは転移・再発したがんが皮膚を破って創傷を形成し，体表
面にあらわれた状態と定義されている．がん性皮膚創傷がさらに進行し，腫瘍が壊死・自壊して
形成した潰瘍をがん性皮膚潰瘍と呼ぶ．主な臨床症状として，出血，滲出液，疼痛，創傷に細菌

が感染して生じる独特な不快な臭い（がん性皮膚潰瘍臭）がある.

がん性皮膚創傷は，転移性がんの5～10%で発生すると報告されている[1]．発生部位は，乳房39～62%，頭頸部24～33.8%，体幹1～3%，大腿部・腋窩3～7.4%である．頻度の高いがん種は，乳がんが最も多く，次いで頭頸部がん，肺がんなどで発症する．

がん性皮膚創傷・潰瘍は進行性であり，難治性である．出血，滲出液，疼痛，臭いなど身体的苦痛やボディイメージの変容に伴う精神的ストレス，臭いによる羞恥心，症状に対する不安など精神的苦痛を伴い，QOLを著しく低下させる．症状緩和を図り，QOLを向上させるケアマネジメントが必要となる．治療には，ヨウ素含有製剤，モーズ軟膏（院内製剤），メトロニダゾール軟膏（院内製剤）などが用いられる（調製については，9-3「院内製剤調製の実践」の項参照のこと）．

Column 「緩和ケア」という言葉のイメージ

早期に緩和ケアを行うことで良好な予後が得られることが証明されている．ところが，「緩和ケア」，「麻薬（モルヒネ）を使う」と耳にすると，「もうおしまいだ」と思う患者やその家族がいる．また，モルヒネは「強い薬」「依存性がある」「頭がおかしくなる」など医療用麻薬に対して誤った考えを持つ人もいる．そのために痛みを我慢したりして，疼痛コントロールに難渋するケースもある．しかし，患者がそのように考えるのは，何らかの不安やそれなりの理由があることが多い．薬剤師として，患者の思いを傾聴し，患者が適切な治療を受けられるよう正しい知識の説明をしよう．その際には，「強い痛み止めです」や「飲むと楽になります」などの表現は，かえって患者を不安にさせるキーワードになることもあるので注意が必要である．

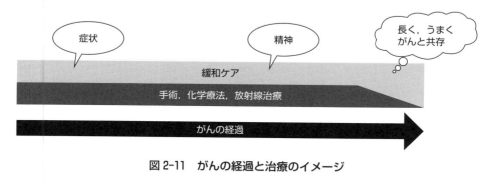

図2-11　がんの経過と治療のイメージ

---

1) McDonald A, Lesage P (2006) *J Palliat Med.*, 9(2), p.285-295

（5）Day 10

採血結果より，血清カルシウム値は 12.1 mg/dL と上昇あり．以下の注射処方がされた．
ランマーク® 皮下注 120 mg　1 バイアル　1 日 1 回　皮下注射
（デノスマブ注）
［Day 10 採血結果］
T-Bil：0.6 mg/mL，ALB：3.5 g/dL，γ-GTP：38 U/L，AST：30 U/L，ALT：26 U/L，
LDH：168 U/L，ALP：342 U/L，ChE：298 U/L，BUN：18 mg/dL，Cre：0.65 mg/dL，
TP：6.8 g/dL，Na：142 mEq/L，K：4.2 mEq/L，Cl：100 mEq/L，Ca：12.1 mg/dL，
血糖値：105 mg/dL，CRP：0.9 mg/dL

Day 10（血清カルシウム値上昇－ランマーク®開始）で行う内容
- 確認事項（自覚症状，腎機能，血清カルシウム値，歯科受診の有無など）
- 服薬指導（薬の作用・副作用，歯科治療などについて）
- プロブレムの抽出と初期計画への追加
- 記録の作成

1）高カルシウム血症

　血清カルシウム値の上昇が軽度の場合は無症状であるが，12～13 mg/dL 以上になると，倦怠感，悪心・嘔吐，食欲不振，多尿などが起こり，さらに高値になると筋力低下，反射の低下，傾眠，錯乱，昏睡といった精神症状が認められ，ときには不整脈などによる突然死に至ることがある．

　高カルシウム血症は，がん患者全体の約 20～30% に随伴し，予後が不良であることを示唆するといわれている[1]．また，がん患者に高カルシウム血症がみられた場合には，骨転移が存在する可能性を考える必要がある．

2）骨転移

　骨転移の発生率は，乳がん，前立腺がんで約 75% と最も多く，甲状腺がん，肺がんで約 50% と多くみられる．婦人科がんや消化器がんでは 20% 程度とされる．主な転移部位は，原発巣を問わず，脊椎，骨盤，大腿骨，肋骨に多い．症状は，痛み，脊髄圧迫，高カルシウム血症，病的骨折などがあり緊急な対応を要することもあるが，初期では無症状のことも多い．一般に，骨転移例は予後不良とされるが，がん種によって異なる[2]．

1）Stewart AF（2005）*N Engl J Med.*, 352, p.373-379
2）Svensson E., *et al.*（2017）*BMJ Open.*, 7, e016022.

〈参考資料〉
　1）日本臨床腫瘍学会（2015）骨転移診療ガイドライン，南江堂

3）骨転移の治療

　薬物治療としては，ヒト型抗 RANKL モノクローナル抗体製剤のデノスマブやビスホスホネート製剤のゾレドロン酸水和物が用いられる．その他，ストロンチウムなどの放射線治療も行われる．

4）注意すべき副作用

・顎骨壊死・顎骨骨髄炎（デノスマブ，ゾレドロン酸水和物）

　　頻度はまれではあるが，注意が必要である．投与前に歯科医と連携し，口腔内の管理状態を確認するための歯科検査をしておくことが勧められる．
＊ランマーク®皮下注（デノスマブ）添付文書には以下の記載がある．

> 　　顎骨壊死・顎骨骨髄炎があらわれることがあり，本剤の長期投与により顎骨壊死の発現率の増加が認められている．報告された症例の多くが抜歯等の顎骨に対する侵襲的な歯科処置や局所感染に関連して発現している．リスク因子としては，悪性腫瘍，化学療法，血管新生阻害薬，コルチコステロイド治療，放射線療法，口腔の不衛生，歯科処置の既往等が知られている．本剤の投与開始前は口腔内の管理状態を確認し，必要に応じて，患者に対し適切な歯科検査を受け，侵襲的な歯科処置をできる限り済ませておくよう指導すること．本剤投与中に歯科処置が必要になった場合には，できる限り非侵襲的な歯科処置を受けるよう指導すること．また，口腔内を清潔に保つこと，定期的な歯科検査を受けること，歯科受診時に本剤の使用を歯科医師に告知して侵襲的な歯科処置はできる限り避けることなどを患者に十分説明し，異常が認められた場合には，直ちに歯科・口腔外科を受診するように指導すること．

・低カルシウム血症（デノスマブ）

　　ランマーク®皮下注（デノスマブ）使用中に重篤な低カルシウム血症で死亡例があり 2012 年 9 月ブルーレターが公布された（図 2-12）．それには，以下の記載がある．

> 　　治療開始後数日から，低カルシウム血症があらわれることがある．本剤投与後は，患者の状態に注意し，頻回に血清カルシウム，リン等の血清電解質濃度を測定すること．
> 　　重篤な低カルシウム血症の発現を軽減するため，血清補正カルシウム値が高値でない限り，毎日少なくともカルシウムとして 500 mg（骨巨細胞腫の場合は 600 mg）および天然型ビタミン D として 400 IU の投与を行うこと．
> 　　ただし，腎機能障害患者では，ビタミン D の活性化が障害されているため，腎機能障害の程度に応じ，ビタミン D については活性型ビタミン D を使用するとともに，カルシウムについては投与の必要性を判断し，投与量を適宜調整すること．

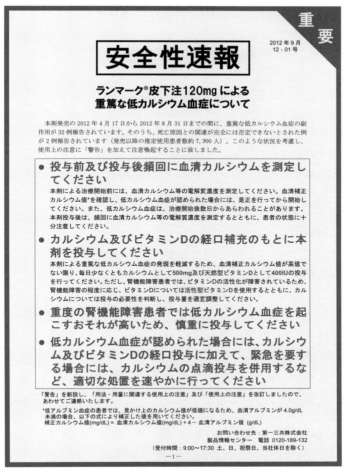

図 2-12　ランマーク® 皮下注の安全性速報

5）投与前の確認ポイント

- 腎機能

　デノスマブ投与において，腎機能障害は低カルシウム血症のリスク因子となるため注意が必要である．また，カルシウム補充の際，前述のように腎機能障害の程度に応じてビタミンDは，天然型でなく活性型を用いる．腎機能障害患者へのゾレドロン酸水和物投与においては，さらなる腎機能の悪化がみられることがあるため，状況に応じて減量するなどの調整が必要である．化学療法中では，抗がん剤による腎機能障害が発現する場合もあるため，継続したモニタリングが必要となる．

- 口腔内の管理状態，歯科治療の有無
- 血清カルシウム値

　血清カルシウムイオンは血清アルブミンの影響を受けるため，以下の Payne の式を用いて補正する．

血清補正カルシウム値（mg/dL）＝血清総カルシウム値（mg/dL）＋[4－血清アルブミン値（g/dL）]

6）記録の作成

• 初期計画の作成

#4. 嘔気・嘔吐のコントロール（嘔気出現の際に，新たに立てるプロブレム）

目　　標：患者は，嘔気・嘔吐をコントロールすることができる．

初期評価：嘔吐までいかない嘔気が出現している．原因は診断されていない．患者の食事摂取量
　　　　　は半分以下に減っており，今後の増悪を防ぎ症状改善に向けた対策が必要である．

Op1：食事摂取量を確認する．

Op2：嘔気の有無，および嘔気が出現する条件（四六時中，ある体位をとったとき，食後にな
　　　ると，など）を確認する．

Op3：服薬コンプライアンスを確認する．

Op4：排便状況を確認する．

Op5：検査値（Na，K，Ca，ALB，Cr，血糖値）を確認する．

Op6：処方された薬剤の用法・用量を確認する．

Op7：脳転移の有無を医師に確認する．

Cp1：オピオイドスイッチを提案する．

Cp2：投与経路の変更を提案する．

Cp3：電解質補正を提案する．

Cp4：下剤の増量あるいは変更を提案する．

Cp5：制吐薬の開始あるいは変更を提案する．

Cp6：検査値異常（高カリウム血症，高カルシウム血症など）に対応した処方を提案する．

Ep1：嘔気の原因は様々あることを説明する．

Ep2：原因により，対応方法は異なることを説明する．

Ep3：嘔気が出現する条件（常時，ある体位をとったとき，食前/食後など）があれば，申し
　　　出るよう説明する．

Ep4：差し入れなどを食べた場合，申し出るよう説明する．

• 経過記録の作成

Day 10

S：今日は食事なんて全然食べてないよ．食べたいとも思わない．無理して食べようとすると
　　吐きそうになる．あの薬（オキシコンチン®TR錠）を飲み始めてからだよ，こんなに
　　なったのは．
　　気持ち悪くなるのは…そうだね，無理して食べた後だから食後が多いかな．
　　薬はなんとか飲んでいるよ．飲みたくないけど，飲み終わるまで看護師さんが見張ってい
　　るから．ごまかせないでしょ？
　　便は…最近出てないね．

O：本日の食事摂取量→ゼロ～10％.

　　排便は4日間なし.

　　Na：142 mEq/L，K：4.2 mEq/L，Ca：12.1 mg/dL，ALB：3.5 g/dL，Cre：0.65 mg/dL，血糖値：105 mg/dL

　　ペルツズマブ＋トラスツズマブ＋ドセタキセル併用療法開始後10日目.

　　オキシコドン開始後4日目. プロクロルペラジン併用中.

　　以下の持参薬は継続中.

　　　　ノルバスク®OD錠5 mg　　　　　1回1錠　1日1回　朝食後
　　　　リバロOD錠2 mg　　　　　　　　1回1錠　1日1回　夕食後
　　　　ロキソニン®錠60 mg　　　　　　1回1錠　1日3回　朝昼夕食後
　　　　ガスター®D錠20 mg　　　　　　 1回1錠　1日2回　朝夕食後

　　カルテ情報より，脳転移なし.

A：担がん患者では，がん薬物療法以外にも以下に示すような病態で悪心・嘔吐が生じるとされている.

　　・部分的または完全な腸閉塞
　　・前庭の機能不全
　　・脳転移
　　・電解質異常など
　　・尿毒症
　　・麻薬鎮静薬を含む併用薬物
　　・胃不全麻痺
　　・不安や予期性悪心・嘔吐

　　オキシコドン開始後早期（1週間以内）の嘔気であり，オキシコドン服用に伴う副作用を疑わせるが，食後に嘔気が増悪するという点は典型的でない.

　　別の可能性として，4日間排便がないことから便秘により嘔気が生じている可能性も考えられる.

　　また，NSAIDsをこれまで定期的に服用しており，嘔気は食後に増悪していることからNSAIDsによる胃潰瘍の可能性もある. 排便がないためタール便の有無は確認できない. 他に，カルシウム高値（補正Ca：12.6 mg/dL）による嘔気の可能性もある. 脳転移が否定されていることや，体位変換時（臥位→坐位→立位など）に増悪する嘔気でないこと，また血中Cr値が基準内であること，Ca以外の電解質異常がみられないことなどから，上記以外の可能性は除外してよさそうである. Caに対してはデノスマブ投与が指示されており，経過を確認する必要がある.

　　その他の原因を疑う場合，医師の判断を確認してから，処方提案する必要がある.

① オキシコドンの副作用としての嘔気を疑う場合

　　オランザピン錠5 mg　1回1錠　1日1回　就寝前

　　の追加投与がよさそう.

② 便秘による嘔気を疑う場合

　　ナルデメジントシル酸塩錠 0.2 mg　1回1錠　1日1回　朝食後

　　の投与がよさそう.

③ NSAIDs 潰瘍疑い，かつ NSAIDs は継続したい場合

　　ファモチジン中止→ランソプラゾール OD 錠 15 mg　1回1錠　1日1回　朝食後

　　を開始し，かつ

　　ミソプロストール錠 200 μg　1回1錠　1日4回　朝昼夕食後と就寝前

　　との併用がよさそう.

④ NSAIDs 潰瘍疑い，NSAIDs は中止する場合

　　ファモチジン中止→ランソプラゾール OD 錠 15mg　1回1錠　1日1回　朝食後

　　の投与がよさそう.

　P：Op1〜7 継続，Cp4 実施.

Column　化学療法時の悪心・嘔吐

　化学療法中の悪心・嘔吐について化学療法のせいばかり考えていないだろうか？

　がん患者の悪心・嘔吐は，抗がん剤治療以外にも，脳転移，イレウス，制吐薬やオピオイド鎮痛薬などの薬剤による便秘，オピオイドの開始や増量，電解質異常（高カルシウム血症，低ナトリウム血症など），心因性要因（不安，予期性嘔吐など）が原因となることもある.治療中に何かよくない症状があらわれると，つい薬の副作用では？と考えてしまうかもしれないが，現実は1対1では結びつかないことも多くある.もちろん薬剤師として，薬の副作用は念頭に置きつつ，薬歴や検査値，病状を確認し，患者の訴えに耳を傾け，総合的に考え，判断することが重要である.

---

(6) Day 14（退院）

疼痛コントロール良好となり，状態安定のため退院となる.

〈退院処方〉

ノルバスク® OD 錠 5 mg	1回1錠	1日1回	朝食後	7日分
（アムロジピンベシル酸塩錠）				
リバロ OD 錠 2 mg	1回1錠	1日1回	夕食後	7日分
（ピタバスタチンカルシウム水和物錠）				
ロキソニン® 錠 60 mg	1回1錠	1日3回	朝昼夕食後	7日分
（ロキソプロフェンナトリウム水和物錠）				
タケプロン® OD 錠 15 mg	1回1錠	1日1回	朝食後	7日分
（ランソプラゾール腸溶性口腔内崩壊錠）				

```
マグラックス®錠 330 mg        1回1錠   1日3回   朝昼夕食後     7日分
（酸化マグネシウム錠）
オキシコンチン®TR 錠 5 mg    1回1錠   1日2回   朝夕食後       7日分
（オキシコドン塩酸塩水和物徐放錠）
オキノーム®散 2.5 mg          1回1包   疼痛時                  14回分
（オキシコドン塩酸塩水和物）
```

Day 14（退院時指導）に行う内容
- 退院処方の確認（処方内容，次回外来受診日までの日数など）
- 薬効，用法，使用法などの確認・説明
- 退院後も注意すべき副作用やその対応，生活上の注意点の説明
- オピオイド管理について説明
- お薬手帳の記載内容の説明，治療日誌などの記載について
- 緊急連絡先
- 記録の作成

1）退院時指導のポイント

　入院中は自己管理できちんと服薬できていた患者でも退院後の日常生活に戻ってアドヒアランスが低下する患者がいる．本人の治療の理解に応じて，服薬指導を再度行う．また，退院後も治療の副作用が発現する可能性がある．副作用の種類によっては，セルフケアや生活上の注意点など再度説明，理解の確認を行う．特に重篤な副作用や緊急の対応を要する副作用などは発見が遅れないように，その初期症状について十分に認識してもらう必要がある．特に抗がん剤治療中の患者では，何か体調の変化を感じたとき，早めの受診や病院への連絡ができるように連絡先（薬剤部や外来化学療法室など）を明確に伝えておくことが勧められる．

2）お薬手帳

　退院時には，お薬手帳を作成し説明を行う．お薬手帳の目的は，単なる使用薬の履歴ではなく，患者自身が使用している医薬品について正しく理解すること，使用したときに気づいた効果や副作用といった身体の変化や服用したかどうかなどを記録することであり，結果として薬物治療に対する意識を高めることができる．また，複数の医療機関などを利用する際に，医師や薬剤師にお薬手帳を提示することで，使用薬剤の把握と新規開始薬については相互作用や重複投与を防ぎ，より安全で有効な薬物療法につなげることができる．したがって，薬剤師は患者に対してその活用法を指導するとともにお薬手帳の利用のない患者には，その手帳の意義と役割，必要性などについて十分な説明を行う必要がある．以下にお薬手帳の記載内容例を示す（図2-13，図2-14）．

```
0123456789        2018 年 4 月 14 日
  ○○○○    様           東邦大学医療センター
ノルバスク® OD 錠 5 mg              1 錠
分 1（朝）食後                4/15 から 7 日分
リバロ OD 錠 2 mg                1 錠
分 1（夕）食後                4/15 から 7 日分
ロキソニン® 錠 60 mg               3 錠
分 3（朝，昼，夕）食後            4/15 から 7 日分
タケプロン® OD 錠 15 mg            1 錠
分 1（朝）食後                4/15 から 7 日分
マグラックス® 錠 330 mg             3 錠
分 3（朝，昼，夕）食後            4/15 から 7 日分
オキシコンチン® TR 錠 5 mg           2 錠
分 2（朝，夕）食後              4/15 から 7 日分
オキノーム® 散 2.5 mg              1 包
疼痛時                    4/15 から 14 回分
                       退院日：2018 年 4 月 14 日


《入院中の服薬管理》
  ☑自己管理  □看護師管理  □内服薬なし
《調剤上の工夫》
  ☑問題なく服用できる  □一包化調剤  □粉砕  □経管投与
《退院時  服薬指導内容》
  □飲みきり終了（                         ）
  ☑自己調節可（  マグラックス® 錠 330 mg          ）

  ☑退院薬以外の薬は（   継続・一部中止・中止・ なし ）


《入院中に発生した副作用》
  ☑副作用発現なし  □副作用発現あり
  薬剤名（投与量）と副作用の概要：

  措置：□投与中止  □減量  □投与継続・経過観察
       □薬物療法（                     ）
       □その他（                      ）
  転帰：□改善  □不変  □その他（             ）


               東邦大学医療センター  薬剤部 東邦
```

図 2-13　お薬手帳記載内容（例）

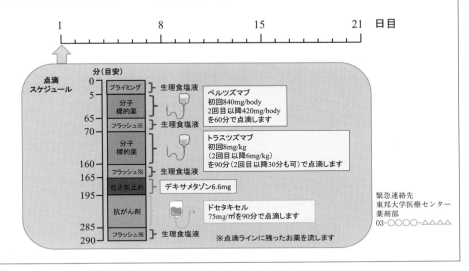

図 2-14　お薬手帳点滴スケジュール（例）

2-2 病棟における薬物治療の実践：症例2（外科編）

症例2：病棟での実務実習（医薬品安全管理，チーム医療）

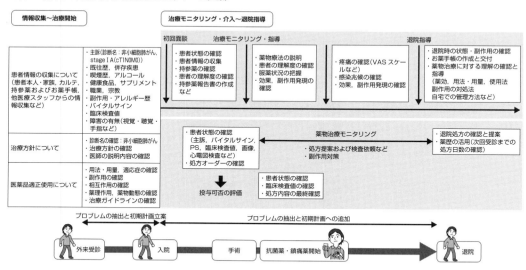

図 2-15　症例2（外科編）の病院実務実習の流れ

【症例2】　58歳男性，身長170 cm，体重68 kg

現病歴：今年の春，人間ドックの際の胸部CTで，右肺上葉に1 cm弱の腫瘤を指摘され，当院へ紹介された．非小細胞肺がん Stage I A（cT1N0M0）と診断され，今回，胸腔鏡下肺部分切除術（VATS：video assisted thoracoscopic surgery）予定で入院となった．

既往歴：高血圧症，心房細動，2型糖尿病

持参薬：ニフェジピンCR錠10 mg「サワイ」　1回1錠　1日1回　朝食後　14日分
　　　　（ニフェジピン徐放錠）
　　　　テネリア®錠20 mg　1回1錠　1日1回　朝食後　14日分
　　　　（テネリグリプチン臭化水素酸塩水和物錠）
　　　　パリエット®錠10 mg　1回1錠　1日1回　朝食後　14日分
　　　　（ラベプラゾールナトリウム錠）
　　　　ワーファリン錠1 mg　1回3錠　1日1回　朝食後　19日分
　　　　（ワルファリンカリウム錠）
　　　　＊ワルファリンのみ5日前より飲んでいない

喫煙歴：過去喫煙（20本/日×30年間），アルコール：なし，健康食品・サプリメント：プロポリス，職業：会社役員，宗教：なし，副作用・アレルギー歴：花粉症，障害の有無（視覚・聴覚・手指など）：なし

（1）術前外来での薬剤師の対応

> **術前外来で行う内容**
> ・使用中の薬剤およびサプリメントの確認
> ・手術に影響しうる薬剤について指示の確認
> ・副作用・アレルギー歴の確認

1) 術前外来

　手術予定患者に対する薬剤師の術前管理として，麻酔科外来で入院前の面接を行っている施設がある．具体的には，薬剤師が使用中の薬剤およびサプリメントなどの確認を行い，手術など出血を伴う処置や検査が予定されている患者に対して，中止が必要な薬剤の確認や説明などを行っている．また，副作用・アレルギー歴などを確認し，手術で用いる麻酔薬の確認を行っている．

　手術予定のない入院予定の患者または内視鏡治療やカテーテル治療の患者に対しては，入院の手続き，オリエンテーションや医療福祉相談を行う患者サポートセンターなどで入院前に薬剤師が面接し，服用薬や副作用歴などの確認を行っている場合もある．例えば，内視鏡的粘膜下層剥離術（ESD：endoscopic submucosal dissection）や経皮的冠動脈形成術（PCI：percutaneous coronary intervention）を予定している場合は，手術予定の患者面談と同様に，中止が必要な薬剤の確認や説明などを行っている．以下に東邦大学医療センター大森病院における術前外来の流れを示す．

《術前外来の流れ》
1) 受付
2) 歯科衛生士による口腔内状態の確認
3) 薬剤師による常用薬と市販薬，サプリメントの確認と術前中止が必要な薬剤のピックアップ
4) タブレットによる手術の流れと麻酔の概要についての動画の視聴
5) 麻酔科医によるデータの最終確認と面談，麻酔の同意書の取得

　薬剤師は，患者が現在服用している処方薬や市販薬，サプリメントをすべて確認し，その中から術前に中止が必要なもの，手術当日の朝に服用が必要なものをピックアップしてカルテ記載を行っている．その内容をもとに麻酔科医もしくは主治医によって中止に関する指示が出される．患者に対する中止指示の伝達方法は，口頭指示だけでは正確に伝わらないこともあるため施設により様々な工夫がなされ，患者向けに「休止薬指示書」を作成している病院もある（図2-16）．

2) 術前に休薬を要する主な薬剤

　手術時の出血増加や創傷遅延など手術に影響を与える可能性のある薬剤は術前より休薬することがある．それぞれ服用している理由を考え，休止することにより起こりうる事態も想定しておく．休止することによるリスクとベネフィットを考えることが重要である．

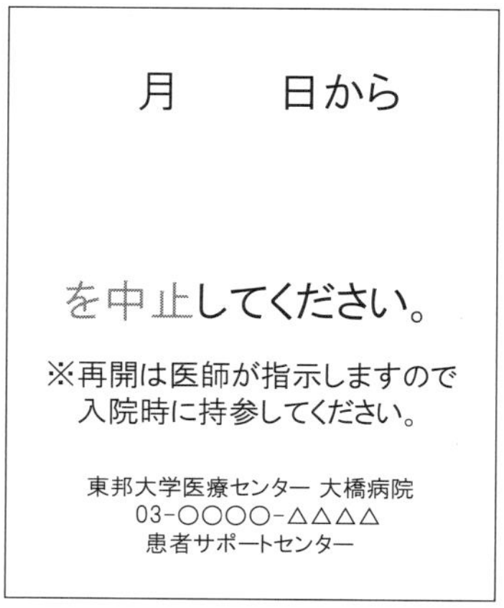

```
月　　日から




を中止してください。

※再開は医師が指示しますので
入院時に持参してください。

東邦大学医療センター 大橋病院
03-○○○○-△△△△
患者サポートセンター
```

図 2-16　東邦大学医療センター大橋病院の休止薬指示書

- 抗血小板薬，抗凝固薬

　手術時の出血増加をきたすおそれがあるため，各薬剤の作用時間を考慮して事前に休薬する．

　日本循環器学会ほか合同研究班が作成した「循環器疾患における抗凝固・抗血小板療法に関するガイドライン（2009 年改訂版）」では，「大手術の術前 3～5 日までのワルファリン中止と半減期の短いヘパリンによる術前の抗凝固療法への変更，ヘパリン（1.0 万～2.5 万単位/日程度）を静注もしくは皮下注し，リスクの高い症例では活性化部分トロンボプラスチン時間（APTT：activated partial thromboplastin time）が正常対照値の 1.5～2.5 倍に延長するようにヘパリン投与量を調整する．術前 4～6 時間からヘパリンを中止するか，手術直前に硫酸プロタミンでヘパリンの効果を中和する．いずれの場合も手術直前に APTT を確認して手術に臨む．術後は可及的速やかにヘパリンを再開する．病態が安定したらワルファリン療法を再開し，PT-INR が治療域に入ったらヘパリンを中止する」と記載されている．なお，ヘパリン投与開始後は，ヘパリン起因性血小板減少症（HIT：heparin-induced thrombocytopenia）に注意して，モニタリングする必要がある．HIT はヘパリンによる軽度の血小板凝集作用の結果，血小板減少が引き起こされると考えられている Type I 型と，一過性に出現するヘパリン依存性自己抗体が血小板を活性化するために血小板減少を引き起こす Type II 型に分類される．臨床上問題になるのは，Type II 型であり，通常，ヘパリン投与開始後 5～10 日の間に発症する．適切な診断，治療を行わなければ発症患者の 30～50％に血栓塞栓症を合併し，血栓症による死亡率は 5％程度に及ぶとされる．

　HIT に対する治療として，まず，ヘパリンによって誘導されている免疫応答（HIT 抗体の産生）を抑制するために，ヘパリンフラッシュなどを含むすべてのヘパリン投与を直ちに中止する．さらに，過剰に誘導されたトロンビン活性の迅速な抑制のために選択的抗トロンビン剤であるアルガトロバン（わが国における初めての HIT 治療薬として 2008 年 7 月に保険承認されている）や，Xa 阻害薬であるダナパロイドナトリウム（HIT に対してわが国では未承認）による抗凝固療法を，少なくとも血小板数が回復するまで継続することが推奨されている．

- その他

　ソラフェニブトシル酸塩やスニチニブリンゴ酸塩など血管新生阻害薬は創傷治癒遅延となる

可能性があり，ラロキシフェン塩酸塩やバゼドキシフェン酢酸塩など骨粗しょう症治療薬は静脈血栓塞栓症の発症リスクとなるため休薬することがある．品目や休薬期間は，手術の術式や各病院での取り決めにより異なる場合があるため確認する．

一歩踏み込んで考えてみよう

手術前に休薬が必要な薬剤の種類と休薬期間について理由も含めて調べてみましょう．また，休薬することで患者に起こりうるリスクはどんなことが考えられますか？この患者さんの場合は，どうでしょうか？

3）クリニカルパス

特定の疾患や手術などの治療を標準化し，患者および各部門と治療課程を共有することにより医療の質の確保，業務の効率化，医療費の適正化を目指すシステムである．患者自身が治療計画を理解し参加することにより，最終的には患者の満足を得るためのシステムである．主に検査や手術，薬物治療の導入など流れが均一化されている治療において，クリニカルパスが作成され運用されている．

図 2-17　胸腔鏡下肺部分切除術のクリニカルパス
（東邦大学医療センター大森病院 web サイトより）

（2）入院当日

入院当日に行う内容

- 初回面談（持参薬および患者情報の収集）
- 持参薬報告書の作成
- 治療方針（処方・検査・食事オーダーなど）の確認

　以下，処方あり

　　［注射処方］（末梢ルート）セファメジン® α 点滴用キット 1 g　1 日 2 回

　　　　　　　　（注射用セファゾリンナトリウム水和物）

　　［処方］ロキソニン® 錠 60 mg　1 回 1 錠　1 日 3 回　朝昼夕食後　7 日分

　　　　　　（ロキソプロフェンナトリウム水和物錠）

　　　　　　手術翌日より内服開始

- 医師，看護師との情報共有
- プロブレムの抽出と初期計画の立案
- 記録の作成

1）初回面談のポイント

- カルテや紹介状などから入院の経緯や目的，患者背景を確認する．
- 持参薬の確認を通じて，病気や服用薬の理解度，残数などからアドヒアランスを確認する．入院中の服薬管理（自己管理/看護師管理）を判断する．
- 入院中に予定されうる検査・処置に影響する薬剤について把握しておく．特に，手術前などの休止指示が出ている薬剤については，きちんと指示が守られているかを確認する．
- 病態に応じた食事量，塩分量など食事オーダーを確認する．また，服用薬と入院中に提供される食事との相互作用など起こりうることが想定される場合には注意する．
- 持参薬報告書を作成し，面談時の訴えや服薬状況を評価し必要に応じて，医師や看護師と情報共有をする．

〈入院時検査値〉

＊各検査の基準値は施設や測定法によって異なるため，各施設の基準を確認のこと．

　T-Bil：0.8 mg/dL（基準値：0.4〜1.5 mg/dL）

　ALB：4.5 g/dL（基準値：4.1〜5.1 g/dL）

　γ-GTP：46 U/L（基準値：［男性］13〜64 U/L，［女性］9〜32 U/L）

　AST：32 U/L（基準値：13〜30 U/L）

　ALT：29 U/L（基準値：［男性］10〜42 U/L，［女性］7〜23 U/L）

　LDH：198 U/L（基準値：124〜222 U/L）

　ALP：180 U/L（基準値：106〜322 U/L）

　ChE：265 U/L（基準値：［男性］240〜486 U/L，［女性］201〜421 U/L）

BUN：18 mg/dL（基準値：8〜20 mg/dL）

Cre：0.9 mg/dL（基準値：［男性］0.65〜1.07 mg/dL，［女性］0.46〜0.79 mg/dL）

TP：7.7 g/dL（基準値：6.6〜8.1 g/dL）

Na：142 mEq/L（基準値：138〜145 mEq/L）

K：4.5 mEq/L（基準値：3.6〜4.8 mEq/L）

Cl：102 mEq/L（基準値：101〜108 mEq/L）

T-Cho：190 mg/dL（基準値：142〜248 mg/dL）

TG：165 mg/dL（基準値：［男性］40〜234 mg/dL，［女性］30〜117 mg/dL）

LDL-C：96 mg/dL（基準値：65〜163 mg/dL）

HDL-C：62 mg/dL（基準値：［男性］38〜90 mg/dL，［女性］48〜103 mg/dL）

UA：6.2 mg/dL（基準値：［男性］3.7〜7.8 mg/dL，［女性］2.6〜5.5 mg/dL）

WBC：7,600/μL（基準値：3,300〜8,600/μL）

RBC：4.2×10^6/μL（基準値：［男性］4.35〜5.55×10^6/μL，［女性］3.86〜4.92×10^6/μL）

Hb：15.0 g/dL（基準値：［男性］13.7〜16.8 g/dL，［女性］11.6〜14.8 g/dL）

PLT：23.6×10^4/μL（基準値：158〜348×10^3/μL）

Neut：50%（基準値：40〜70%（白血球百分率））

CRP：0.1 mg/dL（基準値：0.5 mg/dL 以下）

血糖：102 mg/dL（基準値：73〜109 mg/dL）

HbA1c（NGSP）：6.5%（基準値：4.9〜6.0%）

尿糖：−，尿タンパク：−，尿潜血：−，尿比重：1.020（基準値：1.005〜1.030）

2）治療方針の確認

・非小細胞肺がん Stage Ⅰ A（cT1N0M0）に対する治療として VATS が予定されている．

> 　臨床病期Ⅰ-Ⅱ期非小細胞肺がんで外科切除可能な患者には外科切除を行うよう勧められる（グレードＡ：強い科学的根拠があり，行うよう強く勧められる）．
> 　臨床病期Ⅰ期非小細胞肺がんに対する胸腔鏡補助下肺葉切除は，科学的根拠は十分ではないが行うことを考慮してもよい（グレードC1：科学的根拠は十分ではないが，行うことを考慮してもよい）．

　本症例は 2 型糖尿病患者であり，DPP-4 阻害薬 1 剤で HbA1c（NGSP）7.0%未満（合併症予防のための目標）が達成されている．しかしながら，周術期は血糖が上昇することがあり，特に糖尿病患者では注意が必要である．これは，外科的侵襲が加わることで，交感神経系が賦活化され，エピネフリン，グルカゴン，コルチゾルなどが放出されることによる．

　周術期高血糖の問題点には，免疫能の低下による感染リスクの増大，創傷治癒遅延がある．周術期は定期的に血糖値を測定し，インスリンのスライディングスケール法を用いるなど血糖管理を行う．また，がん化学療法時の制吐薬として用いるステロイド薬など血糖値を上昇させる薬剤や，ニューキノロン系抗菌薬，抗不整脈薬など低血糖が報告されている薬剤があり注意が必要である．

〈参考資料〉

1）日本肺癌学会（2017）肺癌診療ガイドライン 2017 年版，金原出版

（3）Day 6（手術後 1 日目）

```
Day 6（手術後1日目）で行う内容
・周術期使用薬剤によるアレルギー・副作用確認
・自覚症状：咳，痰，呼吸苦や疼痛などの確認と評価，それに対する処方提案
・食事摂取量，排泄状況の確認
・血糖値，検査値の確認
・服薬指導（服薬方法・副作用などについて）
・プロブレムの抽出と初期計画への追加
・記録の作成
```

1）術後に繁用される薬剤

・抗菌薬

　　周術期の抗菌薬使用の目的は，手術部位感染発症率の減少である．組織の無菌化を目標にするのではなく，術中汚染による細菌量を宿主防御機構でコントロールできるレベルにまで下げるために補助的に使用する．手術部位，手術創などに応じて抗菌薬を選択し，予防抗菌薬であっても治療量を用いる．投与期間は術式によって異なる（表 2-5）．

・鎮痛薬：オピオイド鎮痛薬，非オピオイド鎮痛薬（ペンタゾシン，NSAIDs など），神経障害性疼痛治療薬（プレガバリンなど）が繁用される．疼痛の種類や程度，腎機能など患者の状態に応じて選択する．

2章 病棟・チーム医療　57

表2-5　各術式に対する予防抗菌薬の適応

| 創分類 | 術式 | 予防抗菌薬の適応 | | 推奨抗菌薬 | β-ラクタム系抗菌薬アレルギー患者での代替薬 | 投与期間 | | 備考 |
		推奨グレード/エビデンスレベル				単回または術後時間	推奨グレード/エビデンスレベル	
クラスⅡ	肺切除術（開胸）	A-Ⅰ		CEZ, SBT/ABPC	CLDM, VCM（GM, キノロン系薬, AZT併用可）	単回〜24時間	A-Ⅱ	単回投与での切開創SSI予防効果は証明されている. 胸腔ドレーン留置例における術後の投与期間延長は感染率を低下させないことも示されている. ただし術後肺炎, 膿胸予防に関しては十分な証拠はない. CEZと比較して, SBT/ABPCは, より術後肺炎や膿胸に対して有用である可能性があり, 気管支形成術など気道が胸腔内で開放される手術や肺全摘術の場合はSBT/ABPCを考慮する.
クラスⅡ	肺切除（胸腔鏡下, ビデオ補助胸腔鏡手術（VATS））	C1-Ⅲ		CEZ, SBT/ABPC	CLDM, VCM	単回〜24時間	C1-Ⅲ	開胸肺切除と比べ低い感染率が報告されているが, 投与期間に関する検討は行われていない.

創分類（クラス）：Ⅰ. 清潔創（clean wound）, Ⅱ. 準清潔創（clean-contaminated wound）, Ⅲ. 不潔創（contaminated wound）, Ⅳ. 汚染―感染創（dirty-infected wound）
　CEZ：セファゾリン, SBT/ABPC：スルバクタム/アンピシリン, CLDM：クリンダマイシン,
　VCM：バンコマイシン, GM：ゲンタマイシン, AZT：アズトレオナム
　SSI：手術部位感染
（術後感染予防抗菌薬適正使用に関するガイドライン作成委員会（2016）, 術後感染予防抗菌薬適正使用のための実践ガイドライン）

(4) Day 10（退院）

Day 10（退院時指導）で行う内容

- 自覚症状：咳, 痰, 呼吸苦や疼痛などに対する確認と評価, それに対する処方提案
- 休止薬再開の指示確認
- 薬効, 用法, 使用法, 注意すべき副作用などの確認・説明
- 退院後の生活上の注意点
- お薬手帳の記載内容の説明
- 緊急連絡先
- 記録の作成

1）退院指導のポイント

　周術期に休薬した薬剤の再開忘れや患者へ指示の伝達ミス，誤解などが生じる可能性があり，退院時には今後も継続して使用していく薬剤について，患者の理解を十分に確認し，服薬指導を行う必要がある．

Column　患者理解のために

・キューブラー・ロスの死の受容過程
　医師エリザベス・キューブラー・ロスは，200人の死にゆく患者との対話の中で，以下の5つの死の受容プロセスがあることを発見した（死ぬ瞬間「On Death and Dying」より）．

第1段階：否認（否認と孤立）
　死の運命の事実を拒否し否定する段階．周囲から距離をおくようになる．
第2段階：怒り
　死を否定しきれない事実だと自覚したとき，「なぜ私が死ななければならないのか」と問い，怒りを感じる．
第3段階：取引
　死の現実を避けられないかと，「神」と取引をする．
第4段階：抑うつ
　何をしても「死は避けられない」とわかり，気持ちが滅入り，抑うつ状態になる．
第5段階：受容
　死を受容し，心にある平安が訪れる．

　患者1人ひとり心理状態は異なる．今，目の前の患者がどのように考えているのかを常に意識しながら，独りよがりな服薬指導にならないように，寄り添う気持ちを忘れないでほしい．

2-3 病院内の医療チームへの参加

2-3-1 感染対策チーム（ICT：infection control team）

　医師，薬剤師，看護師，検査技師，栄養士，事務員などから構成され，病院内の感染症の発生状況や抗菌薬の使用動向を把握し，病院内におけるさらなる感染症の発生および拡散を防止するために，定期的な病院内の巡回や医療スタッフの教育などを行っている．

1）ICT の役割
① 職業感染対策（予防接種，針刺し）
② 院内衛生管理
③ 感染症コンサルテーション
④ 院内感染サーベイランス（アンチバイオグラムの作成）
⑤ 感染対策教育など

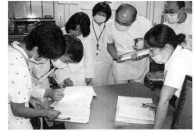

（東邦大学医療センター大橋病院）

　その中で薬剤師は，院内巡回では，ICT メンバーと巡回前に検討会を行い，そこで感染の原因菌から判断した使用薬剤などに関する改善策を話し合う．そして，各病棟において抗菌薬の使用状況や標準的な感染予防策などについて担当医師や看護師と協議を行っている．また，毎月各病棟で使用された抗菌薬の種類および使用量を一覧表にまとめ，感染対策委員会に報告し，抗菌薬の適正使用に生かしている．さらには，抗菌薬に関する使用上の注意点などに関する情報や，消毒薬，インフルエンザや病原性大腸菌などの感染症治療薬に関する情報提供を行っている．

2-3-2 栄養サポートチーム（NST：nutrition support team）

　医師，歯科医師，看護師，薬剤師，管理栄養士，臨床検査技師，言語聴覚士，理学療法士，作業療法士，歯科衛生士などから構成され，入院患者の栄養スクリーニングでリスクの高い栄養不良患者を抽出し，適切な栄養管理を行うことで，全身状態の改善にあたっている．NST の回診では，病棟 NST より現状を聴取，栄養改善対策を提案し，次週に再評価をする．その他，NST 便りなどの情報誌の定期的な刊行に関わり，医療スタッフの栄養への関心を高め，患者の栄養改善が円滑にできるよう努めている．

1）NST の役割
① 栄養評価の施行
② 適切な栄養管理が行われているかのチェック

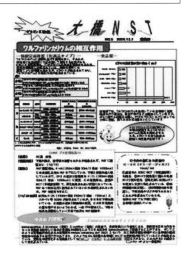

（東邦大学医療センター大橋病院）

③ 各症例に最もふさわしい栄養管理法の指導・提言

④ 栄養管理に伴う合併症の予防・早期発見・治療

⑤ 栄養管理上の疑問に答える（コンサルテーション）

⑥ 資材・素材の無駄を削減

⑦ 早期退院や社会復帰を促進し，QOL を向上させる

⑧ 新しい知識の啓発など

　チームの中で薬剤師は，使用薬剤（内服薬，経腸栄養剤，注射薬，輸液など）の確認，薬剤と食物の相互作用の確認，栄養障害を起こしうる薬剤に対する問題の抽出と改善案の提示，栄養改善につながりうる薬剤の提示，栄養療法に伴う合併症の早期発見・予防，経腸栄養・高カロリー輸液処方決定への参加，栄養関連製剤（医薬品）の情報提供などを行っている．

2）NST において薬剤師が関わるべき業務（日本静脈経腸栄養学会薬剤部部会より）

1. 経腸栄養療法における処方支援
   処方設計支援
   病態に応じた栄養剤の選択
   無菌調製の実施および指導
2. 栄養療法における適正使用
   栄養療法に用いる機材の適正使用
   カテーテル関連血流感染対策
   経腸栄養剤の衛生管理とその指導
   薬剤の経管投与に関するリスクの回避
   経腸栄養・健康食品と薬の相互作用の回避
   誤投与および副作用の防止と対策
3. 薬剤管理指導業務と栄養管理の連携
   薬剤および静脈・経腸栄養剤に関する患者への情報提供
   退院時および在宅での栄養管理法に関する患者指導と支援

2-3-3　緩和ケアチーム（PCT：palliative care team）

　身体症状を担当する医師，精神症状を担当する医師，看護師，薬剤師，臨床心理士，栄養士，ソーシャルワーカーなどから構成され，がん患者の痛みなどの身体症状や，病気に対する不安などの精神症状のケアにあたる．身体的，精神的，社会的およびスピリチュアルな問題についての苦痛を緩和することで，患者とその家族の生活の質を高め，自分らしい生活を送れるようにすることのサポートを行う．薬剤師は，カンファレンスや回診，セミナーなどを通して，様々な情報提供を行い，薬剤の適正使用と症状緩和に取り組んでいる．

2-3-4 褥瘡ケアチーム

　医師，皮膚・排泄ケア（WOC：wound ostomy continece）認定看護師，薬剤師，栄養士，理学療法士などから構成され，緩和ケアチーム，栄養サポートチームなどとも連携して褥瘡の予防および褥瘡の治療にあたっている．ミーティングや回診のほか，スキンケアや褥瘡予防のための体位など，院内のみならず近隣施設に対しての教育も行っている．

　薬剤師は，病態の評価，創の固定，薬剤の選択や使用法などの情報提供を行う．2014年3月，厚生労働省の医政局医薬食品局の合同課長通知では，「調剤された外用薬について薬剤師による薬剤の塗布，噴霧などを患者に対して実技指導を行うこと」とされ，臨床への介入が促されており，褥瘡では創への薬剤の充填や外用などが実技指導できることになっている．

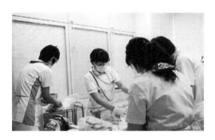

（東邦大学医療センター大森病院）

患者ケアシート

年齢		性別　男・女	診断名			
既往歴			入院までの経過			
入院時身体所見 （体温，血圧など）			身長　　　　cm	体重　　　　kg	体表面積　　　m²	
入院時検査所見						
キーパーソン		喫煙		アルコール		
健康食品・OTC など						
持参薬						

【プロブレムリスト】

NO	タイトル	立案日	終了日
＃1 ＃2 ＃3			

＃1目標		＃2目標	
Op　1		Op　1	
2		2	
3		3	
Cp　1		Cp　1	
2		2	
3		3	
Ep　1		Ep　1	
2		2	
3		3	

♯3 目標	
Op　1	
2	
3	
Cp　1	
2	
3	
Ep　1	
2	
3	

【経過記録】	

3章 治療薬物モニタリング

■ Mission

薬物血中濃度の推移や症状・検査値など総合的に判断して，薬物療法の効果・副作用を評価・予測するとともに，個々の患者に適した投与計画を立案する．

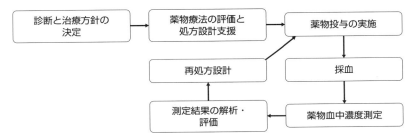

図 3-1 治療薬物モニタリングのフローチャート

　治療薬物モニタリング（TDM：therapeutic drug monitoring）実施の流れは，処方設計→調剤→投与→採血→薬物血中濃度測定→測定結果の解析・評価→再処方設計へと循環しながら進められる．TDM はチーム医療の中で患者を中心に医師，薬剤師，看護師，臨床検査技師が互いに協力し，推進することが大切である．

3-1 TDM の臨床的意義

3-1-1 TDM の目的と必要性

　TDM 業務の目的は，薬物血中濃度を測定しモニターすることにより適正な薬物投与方法を設計し，最適な薬物療法を提供することである．従来，薬物治療は医師の経験に頼るところが大きく，個人差を含めて「さじ加減」によって薬用量が調節されていた．近年，ファーマコキネティクスやファーマコダイナミクスの概念が提唱され，多くの薬物について薬物血中濃度と薬効や副作用発現との関係が明らかとなり，投与後の血中濃度予測が可能になった．TDM により薬物の血中濃度をモニタリングし，個々の患者に適した薬物の投与計画を立てることは臨床上重要な薬剤師業務である．

1）TDM が治療に有用な薬物
① 薬物血中濃度と薬効・毒性との相関関係が明確である
② 有効血中濃度域が狭い
③ 薬物動態の個人差が大きい
④ 肝機能，腎機能，薬物相互作用などの要因により薬物動態が影響を受ける
⑤ 投与量と血中濃度が比例せず非線形な薬物動態を示す

2）臨床上 TDM が必要なとき
① 初期治療のとき
② 投与量，剤形，投与方法を変更したとき
③ 動態学的変化が予想されたとき
④ 薬物相互作用が疑われたとき
⑤ 副作用が疑われたとき
⑥ コンプライアンス不良が疑われたとき

3-1-2　ファーマコキネティクスとファーマコダイナミクス

　生体に投与された薬物は，吸収・分布・代謝・排泄の過程を経て体内から消失するが，その過程で組織内に分布し作用部位に到達した薬物は生体の機能を修飾し，薬効や毒性を発現する．これらのメカニズムを解明しようとする際に，投与量と血中濃度とを関係づける吸収・分布・代謝・排泄を薬物動態学的に解析するのがファーマコキネティクス（PK：pharmacokinetics）であり，薬の作用部位における濃度と薬効・毒性との関係を扱うのがファーマコダイナミクス（PD：pharmacodynamics）である（図 3-2）．

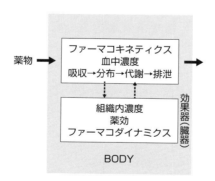

図 3-2　投与量，血中濃度，効果の関係

　治療効果や副作用は，薬物血中濃度に強く依存しており，血中濃度によりある程度の薬効や副作用が予測可能である．一方，効果器における薬物濃度（組織内濃度）と薬効や副作用との関係も解明されつつあるものの，臨床で組織内濃度を測定することは難しい．そのため，ファーマコダイナミクスの個体差に比べファーマコキネティクスにおける個体差が大きいことに着目し，患者を観察する必要がある．薬剤師は，血中濃度の解析から個体差を生じさせる要因を明らかに

し，個々の生体に適した用法や用量の投与設計に貢献する必要がある．

3-1-3　薬物血中濃度の解釈と活用

　血中濃度の解釈には，服薬後の採血時間，年齢，体重，肝臓・腎臓疾患の有無といった患者情報のほか，採血時間，その時点の血中濃度が定常状態にあるかという情報が必要である．通常，患者から得られる血中濃度は，1日1点ないし2点であり，定常状態でのトラフ濃度（次回投与直前の最低血中濃度）が測定される．トラフ濃度は，投与剤形や消化管からの吸収速度の個人差を受けにくく，組織分布も終了している．したがって比較的安定した値が得られ，作用部位での濃度を反映していると考えられる（有効域内コントロール型）．一方，アミノ配糖体抗生物質やバンコマイシンでは，抗菌作用が期待される有効血中濃度域を慢性的に維持した場合，腎障害を発現する可能性がきわめて高い．したがって，有効血中濃度を1日通して維持する一般の薬物療法とは異なり，ピーク値を有効血中濃度域に保ちながら，トラフ値を安定域まで減少させる投与設計が必要で，ピーク濃度とトラフ濃度のモニターが必要である（ピーク・トラフコントロール型）．
　ルーチンで得られる数少ない測定点の血中濃度から個人の血中濃度推移を予測する方法として，ポピュレーションファーマコキネティクスやベイジアン法が用いられている．

3-2　TDM業務の実践

3-2-1　院内におけるTDM運用システムと他部門との連携

　各施設でTDMを行う一連の流れは，TDMに関わる薬剤師の立場および血中濃度測定を誰が行うかによって異なる．例えば①薬剤部で血中濃度測定を行っている施設，②病院検査部で血中濃度測定を行っている施設，③外部の検査会社に依頼（外注）して血中濃度測定を行っている施設などがある．①では病棟担当の薬剤師とTDM担当の薬剤師との連携が重要となる．②では医師と薬剤師との間だけではなく検査技師とも情報交換ができる体制を構築しておくことが望ましい．一方，③の場合も医師が依頼した測定結果が，薬剤師にフィードバックでき，連携して投与設計できる体制が求められる．

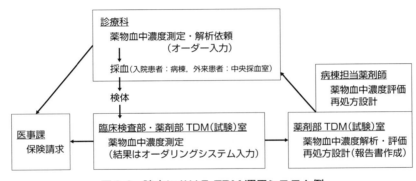

図3-3　院内におけるTDM運用システム例

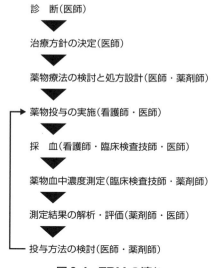

図 3-4　TDM の流れ

　TDM 実施の流れと各場面で関与する部門の例を図 3-4 に示す．TDM は，医師のみ，薬剤師のみでは実施できず，様々な職種が関わって行うことになる．

- 医師：各患者の臨床症状，生化学的パラメータ，その他の患者データ，薬物血中濃度測定値および解析結果に基づき，治療への総括的判断を行う．薬物適正使用のためには，医師の積極的な TDM 実施への理解と各部門への柔軟な姿勢が望まれる．
- 薬剤師：血中濃度を解析・評価し，投与計画を立案する．個体差の要因（遺伝子多型など）を含めた薬物動態学的知識，副作用，相互作用などを含めた薬理学的知識，病態や生理機能に関する知識が求められる．また，円滑な TDM 実施のために，率先して各スタッフとの連携を図る姿勢が求められる．
- 看護師：TDM では，薬物の投与時刻，採血時刻などの正確性が望まれる．また薬物療法の効果や，副作用発現についても多くの観察の機会に恵まれているため，看護観察のポイントと看護記録は重要な患者情報源である．TDM に対する理解のもとに積極的な関与が望まれる．
- 臨床検査技師：迅速かつ正確な測定が求められる．

3-2-2　薬剤部における測定機器

　薬剤部 TDM 室が所有する測定機器，またそれに伴う測定薬物は施設により異なる．東邦大学医療センター大森病院薬剤部試験室では，高速液体クロマトグラフィー（HPLC）でアミオダロン，シベンゾリンなどの抗不整脈薬やゾニサミド，ボリコナゾールなどを測定し，全自動化学発光免疫測定装置でシクロスポリン，タクロリムス，バンコマイシンなどを測定している．また，バルプロ酸ナトリウム，フェニトイン，フェノバルビタール，テオフィリンなどは検査部で測定している．

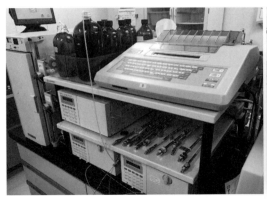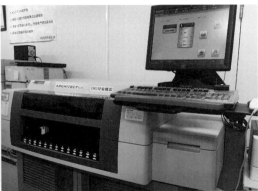

図3-5 東邦大学医療センター大森病院にある高速液体クロマトグラフィー（HPLC）（左）と全自動化学発光免疫測定装置（右）

3-2-3 TDM対象薬剤の有効濃度域および特定薬剤治療管理料

わが国でTDMの必要性が認められたのは，1980年3月に炭酸リチウムの血中濃度測定が保険点数化されたことに端を発している．翌1981年6月にはジギタリス製剤と抗てんかん薬の血中濃度を測定して計画的な治療管理を実施する行為に対して「特定薬剤治療管理料」が新設された．以後，TDM対象薬物の種類，適応範囲は拡大し，臨床においてTDMの必要性が強く認識されるようになった．有効濃度域は副作用もなく，効果が得られている多くの母集団による研究から経済的に設定されている場合も多い．このため血中濃度を絶対にこの領域に入れなければいけないというものではない．あくまで患者の症状などをみながら判断することが重要である．ただし，アミノ配糖体抗生物質のように投与直前のトラフ値を低くすることが重要な薬剤もあり，薬剤の特性を考慮して投与設計に活かすことが重要である．

一般的にはTDM対象薬剤＝「特定薬剤治療管理料」算定薬剤ととらえて差し支えない．

「特定薬剤治療管理料」の基本点数は470点であり，その算定方法には，初回加算，4か月以降の減額などの取り決めがある（表3-1）．

3-2-4 薬物血中濃度の測定方法

薬物血中濃度測定法には，大きく分けて分離分析法，免疫学的測定法，原子吸光光度法，炎光分析法の方法があるが，臨床現場では分離分析法および免疫学的測定法が主に用いられている．分離分析法には，高速液体クロマトグラフィー（HPLC）およびガスクロマトグラフィー（GC）があり，これらは，カラムや分離条件を変更することにより多種類の薬剤を測定することができる利点を持っている．また，活性物質と代謝物を同時に測定可能なことから数種の代謝物が活性を持つ薬剤の場合は分離分析法が優れている．測定の際には，標準品が必要になること，また内部標準法で測定する場合，適切な内部標準物質を選択する必要があるなどの手間が必要になる．一方，免疫学的測定法には放射性免疫測定法（RIA），酵素免疫測定法（EIA），蛍光偏光免疫測定法（FPIA）などがあり，抗体反応を利用して測定を行う．対象薬剤の抗体を用いるため，特

表 3-1 主な TDM 対象薬剤の治療域, 中毒域と特定薬剤治療管理料

分類	薬剤名	治療域	中毒域	副作用	初回の月	2, 3か月目 点月	4か月目以降	対象患者
強心配糖体	ジゴキシン	0.5~0.9 CHF (0.5~2.0 非 CHF)μg/mL	>2.0 ng/mL	悪心, 嘔吐, 不整脈, 徐脈, 視覚異常	470+280	470	235	心疾患患者
抗不整脈薬	アプリンジン	0.25~1.25μg/mL	>2.0μg/mL	めまい, ふらつき, 複視, 振戦, 不整脈				
	ジソピラミド	0.5~1.0μg/mL		間質性肺炎, 腸閉塞症, 甲状腺機能異常, 肝障害, QTc延長, 不整脈				
	シベンゾリン	2.0~5.0μg/mL	>5.5μg/mL	口渇, 排尿障害, 目のかすみ, 便秘, 心不全, 不整脈, 低血圧, 嘔吐				
	リドカイン	C0<0.25, C2<0.8μg/mL		低血糖, 低血圧, 不整脈, 心不全, めまい				
	ピルメノール	1.2~2.6μg/mL		QTc延長, 徐脈, 心不全, 頭痛	470+280	470	235	不整脈の患者
	ピルジカイニド F	0.2~1.0μg/mL	>1.0μg/mL	不整脈, 房室ブロック				
	ピルメノール	>0.4μg/mL	>1.0μg/mL	めまい, 視覚異常, 嘔吐, 不整脈, 徐脈				
	プロカインアミド F	4~10μg/mL	>10μg/mL	低血圧, 悪心, 嘔吐, 洞房ブロック, 心停止, 薬剤誘発 SLE 症候群				
	プロパフェノン	250~800 ng/mL	NAPA合計: >30μg/mL	めまい, 嘔吐, 不整脈, めまい, ふらつき				
	ベプリジル	200~800 ng/mL	>1,000 ng/mL	QTc延長, 嘔気, 腹痛, 頭痛, 間質性肺炎, 耳鳴				
	ソタロール	1.0~5.0μg/mL	>7μg/mL	めまい, 嘔気, 頭痛, 痙攣, 横紋筋融解, 目のかすみ				
	メキシレチン	0.5~2.0μg/mL	>2.0μg/mL	振戦, 運動失調, 痙攣, 感覚異常				
気管支喘息薬	テオフィリン	10~20 (成人), 6~11 (新生児)μg/mL	>20μg/mL	嘔気, 嘔吐, 不穏, 不眠, 頻脈, 痙攣, 痙攣, 昏睡	470+280	470	235	気管支喘息
免疫抑制剤 (移植)	シクロスポリン			腎障害, 高血圧, 脂質代謝異常	470+2,740	470+2,740	470	移植
	タクロリムス	3~8 ng/mL		腎障害, 耐糖能異常				
	エベロリムス	AUC (0~12h) 30~60 μg·h/mL		腎障害, 感染症, 進行性多巣性白質脳炎, BK ウイルス腎炎				
	ミコフェノール酸モフェチル			悪心, 骨髄抑制, 感染症, 肝障害, 代謝異常				
免疫抑制剤 (移植以外)	シクロスポリン	50~250 ng/mL	>400 ng/mL	腎障害, 高血圧, 脂質代謝異常	470+280	470	470	ベーチェット病(活動性・難治性眼病変を有するもの), その他の非感染性ぶどう膜炎(既存治療で効果不十分で, 視力低下のおそれのある活動性の中間部または後部の非感染性ぶどう膜炎に限る), 再生不良性貧血, 赤芽球癆, 尋常性乾癬, 膿疱性乾癬, 乾癬性紅皮症, 関節症性乾癬, 全身型重症筋無力症, アトピー性皮膚炎(既存治療で十分な効果が得られない患者に限る), ネフローゼ症候群, 全身性血管炎, 関節リウマチ, ルーブス腎炎, 間質性肺炎(多発性筋炎または皮膚筋炎に合併するものに限る)
	タクロリムス	5~20 ng/mL	>20 ng/mL	腎障害, 耐糖能異常				
抗てんかん薬 (移植以外)	エトスクシミド	40~100μg/mL	>100μg/mL	嘔気, 嘔吐, めまい, 頭痛, 思考能力低下, めまい				てんかん患者であって, 2種類以上の抗てんかん薬を投与されているものについて, 同じ月に血中の複数の抗てんかん薬の濃度を測定し, その結果に基づき, 当該月に抗てんかん薬の投与量を精密に管理した場合は, 2回に限り所定点数を, 1回に限り740点を算定する (470点)
	ガバペンチン	2~20μg/mL	>25μg/mL	眠気, めまい, 頭痛, 複視				
	カルバマゼピン	4~(8)12μg/mL	>8~12μg/mL	振戦, 知覚異常, 眼振, ふらつき, 頭痛, 嘔吐				
	クロナゼパム	10~70 ng/mL	>100 ng/mL	眠気, 運動失調, 眼振, 構音障害				
	クロバザム	100~400 ng/mL		眠気, 運動失調				
	ジアゼパム	200~500 ng/mL		傾眠, 運動失調	470+280	470	470	
	ラコサミド	5~10μg/mL	>40μg/mL	眠気, めまい, 嘔吐, ふらつき, 振戦, 複視, 眼振, 構音障害				
	トピラマート	30~180 ng/mL	>200 ng/mL	眠気, ふらつき, 振戦, 眼振, 複視				
	ニトラゼパム	40~125 ng/mL	>20μg/mL	手指振戦, 肝障害, 意識障害, 構音障害				
	フェニトイン	10~20 (成人), 5~18 (小児)μg/mL		眼振, 運動失調, 構音障害, ふらつき, 複視				
	フェノバルビタール	10~35μg/mL	>35μg/mL	運動失調, 眼振, 傾眠, 眼振, 鎮静				
	プリミドン	5~12μg/mL	>15μg/mL	聴覚異常, 運動失調, 眠気, ふらつき, 鎮静				
	ラモトリギン	3~15μg/mL		眠振, 運動失調				
	レベチラセタム	12~46μg/mL	>20μg/mL	眠気, 運動失調				
向精神薬 (統合失調症)	ハロペリドール	成人 8~18 ng/mL, 小児 3~10 ng/mL		錐体外路症状, 低血圧, 不整脈	470+280	470	235	統合失調症
	ブロムペリドール	<15 ng/mL		錐体外路症状, 不整脈				
向精神薬 (躁病)	カルバマゼピン			振戦, 知覚異常, 眠気, ふらつき, 頭痛, 嘔吐	470+280	470	470	躁うつ病または躁病
	バルプロ酸	0.6~1.2 mEq/L		手指の振戦, 多尿, 振戦, 痙攣				
	炭酸リチウム			嘔気, 下痢, 多尿, 振戦, 痙攣				
片頭痛薬	バルプロ酸			振戦, 嘔吐, 知覚障害, ふらつき, 頭痛, 嘔吐	470+280	470	235	片頭痛
悪性腫瘍	メトトレキサート	10(24h), 0.1(72h)μmol/L	>1,000 ng/mL	骨髄抑制, 粘膜障害, 腎障害, 嘔吐	470+280	470	235	悪性腫瘍
抗白血病薬	イマチニブ	>1,000 ng/mL		骨髄抑制, 浮腫, 皮疹, 筋肉痛	470+280	470	235	慢性骨髄性白血病
	ボリコナゾール	1~4.5μg/mL	>4.5μg/mL	視覚障害, 肝障害, 低リン血症				重症または難治性真菌感染症
抗菌薬	アミカシン	56~64, <1μg/mL	トラフ>1μg/mL	腎障害, 第8脳神経障害	470+280	470	235	感染症
	アルベカシン	9(15)~20, <2μg/mL	トラフ>2μg/mL	腎障害, 嘔吐, 第8脳神経障害				
	ゲンタマイシン	15~25, <1μg/mL	トラフ>1μg/mL	腎障害, 聴覚障害				
	トブラマイシン	15~25, <1μg/mL	トラフ>2μg/mL	腎障害, 聴覚障害				
	テイコプラニン	15~25, <1μg/mL 併用 13~5, <2μg/mL	トラフ>40~60μg/mL	腎障害, 嘔吐, 聴覚障害, レッドマン症候群				
	バンコマイシン	10(15)~30μg/mL	トラフ>80μg/mL	腎障害, 聴覚障害				

異性は高いが，代謝物，併用薬物，生体内成分や抗凝固剤などの影響を受けることがある．

(1) CLIA 法（chemiluminescent immunoassay）

標識に発光試薬を用いて測定する化学発光酵素免疫測定法．

1）測定原理

血清中の薬物（抗原）と，アクリジニウム標識コンジュゲート（化学発光を呈する物質によって標識された抗体）が抗原抗体反応により結合する．過酸化水素，アルカリ性溶液に曝露されることで酸化反応を起こし，N-methylacridone が形成される．これが，基底状態に戻るときにエネルギーが放出され化学発光を呈する．異なる濃度の血清と，その発光強度の関係から検量線を作成することで，発光強度から患者の薬物血中濃度を求めることができる．

2）特徴

- 検体を自動的に前処理する
- 反応ステップ数が少なく，短時間反応である
- わずかな検体量で測定できる

(2) PETINIA 法（particle-enhanced turbidimetric inhibition immunoassay）

抗原と抗体の競合反応を利用した免疫比濁法．

1）測定原理

反応溶液に検体および抗体試薬を加えると，粒子に結合した抗原と検体中の抗原が抗体に対して競合的に反応する．この結果，免疫複合体が形成され，溶液の濁度が増加する．この溶液に光を照射すると，免疫複合体粒子により光が散乱され，透過してくる光の強さは弱まる．340 nm の透過光の強さから，検体中の目的物質の濃度を算出する．

2）特徴

- B/F 分離のないホモジニアスな測定系により，反応ステップを短縮でき，短時間で測定できる
- 幅広い測定項目に応用できる
- わずかな検体量で測定できる
- 使いやすい液状試薬を用いる

(3) ACMIA 法（affinity column mediated immunoassay）

磁性粒子を用いて B/F 分離を行う酵素免疫測定法．

1）測定原理

① リリース試薬を反応ベッセルに加え，内因性のタンパク質と結合している測定物質をフリーにする．

② βガラクトシダーゼ結合抗体コンジュゲートを加えタンパクと結合していないフリーな状態の測定物質と反応させる．

③ 測定物質の類似体結合磁性粒子を加え，磁力によりフリーのβガラクトシダーゼ結合抗体コンジュゲートを除去する．

④ 上清を，chlorophenolred-β-D-galactopyranoside（CPRG）を含むキュベットへ移し変える．CPRG はβガラクトシダーゼにより CPR に変換され，577 nm の吸光度の変化を測定する（測定物質の量と比例する）．

2）特徴

- 検体を自動的に前処理する
- 反応ステップ数が少なく，短時間反応である
- わずかな検体量で測定できる

（4）競合型 EIA（enzyme immunoassay）測定法

測定物質のアンタゴニストを用いて行う競合法．

1）測定原理

① 測定物質の溶液に酵素標識抗体を加える．

② 磁性体粒子結合測定物質アンタゴニストを加え，余剰の酵素標識抗体を反応させる．

③ 磁石により余剰の標識抗体-磁性体粒子結合測定物質アンタゴニストを分離する．

④ 酵素標識抗体-測定物質反応物をキュベットに移し，標識酵素により基質を分解し発色させ，その吸光度を測定する．

2）特徴

- 磁性体を用いており，溶液中で均質な反応が可能
- 簡便に B/F 分離が可能
- 競合反応により短時間での測定が可能

3-2-5 薬物血中濃度の測定における留意点

患者の血液中には，HBV や HCV などの肝炎ウイルス，human T-cell leukemia virus type I（HTLV-I），human immunodeficiency virus（HIV）などの病原体が含まれている可能性がある．このため感染予防や検体の廃棄には十分な注意を払う必要がある．また HBs 抗原あるいは，HBs 抗体が陰性の場合は，B 型肝炎ワクチンを接種しウイルスに対する免疫を獲得する必要がある．

〈感染予防に必要な事項〉

• 手袋などの使用：血液を扱う場合はディスポーザブルの手袋などを装着して直接，皮膚や粘膜につかないようにする．一般的には血液中のウイルスは健全な皮膚を通して感染するおそれはないため，誤って付着した場合は直ちに流水でよく洗い流す．また血液が付着した鋭利な器具などで刺創を受けないように注意する．

• ディスポーザブル器具の使用

• 消毒：血液が机の上にこぼれた場合は，ほぼ同量の5%次亜塩素酸ナトリウムをかけ，10分間消毒したあとに拭き取る．金属の場合には塩素剤で腐食するため，2%グルタルアルデヒド液の方がよい．

• 廃棄は必ず各医療機関指定のガイドラインに則り，医療廃棄ボックスに廃棄する．

3-3 薬物血中濃度解析

3-3-1 血中濃度解析に必要な情報

1）薬剤に関する情報

① 投与経路（静脈内注射，点滴静注，経口投与など）：投与経路の変更により薬物血中濃度推移は変化する．また，経口の場合は生物学的利用率を考慮する必要がある．

② 剤形：徐放性製剤は吸収が遅いため，投与間隔内の血中濃度の変動が小さい．また，塩やエステルとして投与されるときには塩係数も考慮する．

③ 投与量

④ 併用薬剤：薬物動態学的または薬力学的相互作用を有する薬剤．

2）時間に関する情報

① 投与（服薬）時刻，採血当日の投与の有無および投与時刻（最終投薬時刻）：特に外来の場合は変則的なことも多く，評価するうえで注意が必要である．

② 採血時間

③ 服薬状況：コンプライアンスが悪い状態では，適切な投与設計を行うことができない．

3）患者の薬物動態に関する情報

① 年齢：新生児および小児は成人とは薬物動態が異なる．また，高齢者では，薬物の吸収，代謝，排泄機能が低下していることがある．

② 性別

③ 身長・体重：肥満患者では，必要に応じて理想体重（IBW）または補正体重（DBW）を使用する．

④ 腎機能，肝機能

⑤ 喫煙・飲酒の有無

⑥ 併用薬剤の評価

4）その他

タンパク：アルブミンや α_1 酸性糖タンパクはタンパク結合の高い薬物の場合は重要となる.

3-3-2　薬物動態に影響を与える諸因子

薬物動態に影響を及ぼす主な因子として以下の項目があげられる．個々の患者に適した投与計画を立案するには，これらの因子を考慮する必要がある．薬物によっては，投与設計に用いられる母集団パラメータにこれらの因子が組み込まれているものもある.

1）年齢と体重

6か月〜20歳までのヒトの腎機能は，体表面積によく相関する．したがって，主に腎排泄により未変化体で消失する薬物を小児に投与する場合，そのクリアランスは年齢とともに変化する体表面積に従う．また，20歳以上の患者では，腎排泄機能は約1%/年減少する．このようなことから，腎排泄型薬物の用量は年齢により調節できる．また体表面積は，例外はあるが，小児の代謝クリアランスと相関する．新生児や乳児では，腎機能，肝機能とも十分に発達しておらず，投与量の調節を一般化できない場合が多い.

2）腎機能障害

ほとんどの薬物の腎クリアランスは，存在する腎疾患にかかわらず，クレアチニンクリアランスとともに変化する．したがって，薬物クリアランスは，薬物が未変化体で排泄される場合や代謝により排泄される薬物の影響を受けない場合は腎機能（クレアチニンクリアランス）に比例する．腎疾患は見かけの分布容積を変化させ，ジゴキシンでは組織結合減少によって減少し，フェニトイン，サリチル酸，その他の多くの薬物では血漿タンパク結合の減少によって増加することが知られている.

3）生理的ストレス

急性期タンパク濃度：α_1 酸性糖タンパクは，生理的ストレス下（例：心筋梗塞，潰瘍性大腸炎，クローン病など）では上昇する．その結果，いくつかの薬物（例：キニジン，ジソピラミドなど）ではこのタンパクへの結合が増加し，これに応じてこれら薬物の見かけの分布容積は，減少する.

4）肝疾患ほか

肝疾患は，代謝クリアランス変化を起こすが，肝機能との相関は認められず予測因子はない．肝硬変は薬物代謝を劇的に減少させ，しばしば，血漿アルブミン低下のため血漿タンパク結合が減少することになる．心疾患，肺炎，甲状腺機能亢進症などでは薬物動態が変化することがある.

5）薬物相互作用

TDM 対象薬物には消化管吸収，代謝，腎排泄の過程で多くの薬物間相互作用が知られている

ものがある．このような場合，その薬物の併用に応じたクリアランス（CL）を見積もり，投与設計しなければならない．

3-3-3 母集団薬物動態パラメータを利用した薬物動態の予測

(1) 薬物動態パラメータ

一般的には薬物血中濃度の対数値の時間経過は，見かけ上 2 つ以上の直線の和として表現できる挙動をとる場合が多い（2-コンパートメントモデル以上）．しかし，これらのパラメータを患者から正確に算出するには多数点の採血が必要となるため，倫理的に問題となる．一方，TDM の目的はあくまで臨床上の有効性や安全性を推定することであるため，これらに対応した薬物血中濃度の把握と表現が必要である．主に臨床上のモニターの対象（効果）となる相は組織と血液が平衡状態にある薬物濃度の対数値が時間に対して 1 本の直線上を推移する最終相（β 相）の部分である．このため，その部分だけを表現するには分布相を除いた 1-コンパートメントモデルの表現で十分といえる．このため，式の取り扱いも簡便となり，必要なパラメータとして，クリアランス（CL），分布容積（Vd），吸収率（F）を扱うことで臨床的に十分な対応が可能である．ただし，例外的にリドカインの急速静注のようなケースでは投与後初期の段階で心筋への反応がみられることから分布相を無視できないため，2-コンパートメントモデルを適応する．

表 3-2 TDM で繁用される数式一覧

パラメータ	
男性 $CLcr(mL/min) = \dfrac{(140-年齢)\times 体重}{72\times Scr}$ 女性 $CLcr(mL/min) = 0.85\times 男性 CLcr$	Cockcroft-Gault の CLcr を求める算出式 　　CLcr：クレアチニンクリアランス 　　Scr：血清クレアチニン値（mg/dL）
男性の理想体重 $= 50+0.906\times（身長-152.4）$ 女性の理想体重 $= 45+0.906\times（身長-152.4）$	肥満患者などにおいて，体重を補正する式
$Kel = \dfrac{\ln C_1 - \ln C_2}{t_2 - t_1} = \dfrac{\ln \frac{C_1}{C_2}}{t_2 - t_1}$	薬物の消失層においてある時点（t_1, t_2）の血中濃度 2 点（C_1, C_2）から Kel を求める式 　　Kel：消失速度定数
$Kel = \dfrac{CL}{Vd}$	CL と Vd の値から Kel を求める式 　　CL：薬物のクリアランス 　　Vd：分布容積
$t_{1/2} = \dfrac{\ln 2}{Kel} = \dfrac{\ln 2 \times Vd}{CL}$	Kel もしくは CL と Vd の値から半減期（$t_{1/2}$）を求める式
経口投与における式	
$Cpssmax = \dfrac{F\times D}{Vd\times(1-e^{-Kel\times\tau})}$	繰り返し投与時の定常状態における最高血中濃度 　　F：生物学的利用率 　　D：投与量 　　τ：投与間隔
$Cpssmin = Cpssmax \times e^{-Kel\times\tau}$	繰り返し投与時の定常状態における最低血中濃度

表 3-2 （つづき）

$Cpssave = \dfrac{F \times D}{CL \times \tau}$	繰り返し投与時の定常状態における平均血中濃度

静脈内注射における式

1）点滴時間（t″）が半減期の1/6以下の場合

$D = Vd \times Cp$	血中濃度 Cp を得るために必要な負荷投与量を Vd を用いて求める式
$Cpssmax = \dfrac{D}{Vd \times (1 - e^{-Kel \times \tau})}$	繰り返し投与時の定常状態における最高血中濃度
$Cpssmin = Cpssmax \times e^{-Kel \times \tau}$	繰り返し投与時の定常状態における最低血中濃度
$Kel = \dfrac{\ln(Cpssmax/Cpssmin)}{\tau - t''}$	定常状態における Cpssmax と Cpssmin を用いて Kel を求める式
$Vd = \dfrac{D}{Cpssmax \times (1 - e^{-Kel \times \tau})}$	定常状態における Cpssmax と Kel を用いて Vd を求める式
$\tau = \dfrac{1}{Kel} \times \ln \dfrac{Cpssmax}{Cpssmin} + t''$	目標の Cpssmax と Cpssmin を得るための投与間隔を Kel を用いて求める式
$D = Cpssmax \times Vd \times (1 - e^{-Kel \times \tau})$	目標の Cpssmax を得るために必要な投与量を Kel と Vd を用いて求める式

2）点滴時間（t″）が半減期の1/6以上の場合

$R = \dfrac{CL \times Cp}{1 - e^{-Kel \times t''}}$	目標の血中濃度 Cp を得るために必要な注入速度（R）を CL を用いて求める式
$Cpssmax = \dfrac{R(1 - e^{-Kel \times t''})}{Kel \times Vd \times (1 - e^{-Kel \times \tau})}$	繰り返し投与時の定常状態における最高血中濃度 R：注入速度
$Cpssmin = Cpssmax \times e^{-Kel(\tau - t'')}$	繰り返し投与時の定常状態における最低血中濃度
$Kel = \dfrac{\ln(Cpssmax/Cpssmin)}{\tau - t''}$	定常状態における Cpssmax と Cpssmin を用いて Kel を求める式
$Vd = \dfrac{R \times (1 - e^{-Kel \times t''})}{Kel \times Cpssmax \times (1 - e^{-Kel \times \tau})}$	定常状態における Cpssmax と Kel を用いて Vd を求める式
$\tau = \dfrac{1}{Kel} \times \ln \dfrac{Cpssmax}{Cpssmin} + t''$	目標の Cpssmax と Cpssmin を得るための投与間隔を Kel を用いて求める式
$R = \dfrac{Cpssmax \times Kel \times Vd \times (1 - e^{-Kel \times \tau})}{1 - e^{-Kel \times t''}}$	目標の Cpssmax を得るために必要な投与量を Kel と Vd を用いて求める式

3）持続点滴

$Cpssave = \dfrac{R}{CL}$	持続点滴において R と CL を用いて血中濃度を求める式

非線形式

$D = \dfrac{Vm \times Cpssave \times \tau}{F \times (Km + Cpssave)}$	非線形の体内動態を示す薬物の投与量と定常状態での平均血中濃度との関係式 Vm：最大代謝速度 Km：代謝速度が Vm の半分になるときの基質濃度

表 3-2 （つづき）

$\text{Cpssave} = \dfrac{\text{Km} \times \text{F} \times \text{D}/\tau}{\text{Vm} - \text{F} \times \text{D}/\tau}$	非線形の体内動態を示す薬物の定常状態における平均血中濃度を求める式
$\text{Vm} = \dfrac{\text{F} \times \text{D}}{\text{Cpssave} \times \tau}(\text{Km} + \text{Cpssave})$	D と Cpssave を用いて Vm を求める式
$\text{CL} = \dfrac{\text{Vm}}{\text{Km} + \text{Cpssave}}$	非線形薬物のクリアランスを求める算出式

非定常状態における式

$\text{Cp1} = \dfrac{\text{F} \times \text{D} \times (1 - e^{-\text{Kel} \times \text{N} \times \tau})}{\text{Vd} \times (1 - e^{-\text{Kel} \times \tau})} \times e^{-\text{Kel} \times t1}$	同投与量（D）・同投与間隔（τ）で N 回繰り返し投与後，t 1 時間後の血中濃度を求める式
$\text{CL} = \dfrac{\text{F} \times \dfrac{\text{D}}{\tau} - \dfrac{(\text{Cp2} - \text{Cp1}) \times \text{Vd}}{t}}{\text{Cpave}}$	非定常状態において t 時間間隔で得られた 2 点の血中濃度（Cp1，Cp2）を用いてクリアランスを推定する式（物質収支の式） 　　Cpave：Cp1 と Cp2 の平均血中濃度

その他

$\text{Cp}_{\text{Normal Binding}} = \dfrac{\text{Cp}'}{(1 - \alpha) \times \dfrac{\text{P}'}{\text{P}_{\text{NL}}} + \alpha}$	タンパク結合率の変化による血中濃度の補正式 　Cp$_{\text{Normal Binding}}$：患者の血清アルブミン値を正常 　　　　　　　　　とした場合の血漿中薬物濃度の換算値 　Cp′：測定された血漿中薬物濃度 　α：正常な薬物の遊離形分率 　P′：患者の血清アルブミン値 　P$_{\text{NL}}$：正常血清アルブミン値（4.4 g/dL 程度）

(2) 母集団薬物動態パラメータの臨床的意義と投与設計

　母集団薬物動態（PPK：population pharmacokinetics）解析法は，被験者あるいは患者母集団の薬物動態を平均値と分散のような分布の特性値として解析する方法で，PPK 解析により得られる母集団パラメータには，母集団から統計学的に得られた集団の平均値と固定効果および変動効果がある．固定効果は，年齢，性別，体重，腎機能のような要因が薬物動態の変動要因となる場合に，クリアランスや分布容積などの薬物動態パラメータ（PK パラメータ）に及ぼす影響の度合いをモデル化して表す．変動効果とは，未知の要因や測定誤差のようなランダムな変動の影響を平均 0 で，一定の分散を持つ変動として表したもので，一例ごとに一定値を持つ個体間変動と，同一個体であっても投与ごとや観察ごとに異なった値をとる個体内変動がある．集団の平均値は，その集団の最も代表的な個体効果を持つ被験者の PK パラメータ値として表すことが多い．

　薬物動態の母集団値を求めるには，一例ごとに PK パラメータを解析した後に，集団の平均値や分散を求める手法（2 段階法）もあるが，通常「PPK 解析」は，変動効果（個体間変動と個体内変動など）や固定効果を同時に解析する混合効果モデル（mixed effect model）を用いた解析を指すことが多い．

　PPK 解析の最も特徴的な点は，個々の症例からの濃度測定回数は少なく，多数の症例からのデータを用いて解析する点にある．そのため，頻回採血により個々の症例の PK 評価を行う解析

と比較し，被験者への負荷が軽減され，臨床の場での実施に向いている．このような特徴から，臨床の場でPKと同時にPDを評価する母集団PK-PD解析に適しており，最近では臨床試験にも応用されるようになってきた．

　PPK解析やPPK-PD解析のプログラムには，NONMEMが広く用いられ，現在でも標準の解析法であるが，Phoenix® NLME™や統計解析に広く用いられるSASなど，母集団解析法の普及とともに種々の解析プログラムも用いられるようになってきている．

　このように算出された母集団パラメータは臨床の場で初期投与計画からベイジアン法を用いたコンピュータ解析まで幅広く利用されている．

　例）ジゴキシン母集団平均パラメータ

　　$CL = 0.06 \times CLcr(mL/min) + 0.05 \times WT$，　$Vd = 3.12 \times CLcr(mL/min) + 3.84 \times WT$

　クリアランス（CL）および分布容積（Vd）はいずれも体重，クレアチニンクリアランスの関数で表される．

3-3-4 TDMの臨床応用

(1) TDMによる処方計画への参与

　1-コンパートメントモデルの計算式を用いて患者データから薬物血中濃度の予測を行い，処方（投与量）を評価する．

1）薬物動態パラメータの推定と投与計画の実践

　　薬物血中濃度から患者の薬物動態パラメータを推定し，その後の血中濃度を予測し，投与設計をする．

2）コンピュータプログラム（ベイジアン法）を用いた投与設計とシミュレーション

　　代表的なコンピュータ解析プログラムを操作し，薬物動態パラメータを推定する．薬物血中濃度のシミュレーションおよび投与設計をする．

3）医師への報告書作成

　　薬物血中濃度解析結果から，最適な投与計画（投与量，採血時期など）を立案し，医師への報告書を作成する．

(2) 薬物投与設計の考え方

　基本的には1-コンパートメントモデルで対応する．したがって，必要なPKパラメータとしてクリアランス（CL），分布容積（Vd），吸収率（F）の情報が必要である．

1）全く患者の情報がないとき→平均値（母集団パラメータ）を用いる．

2）患者の臨床検査値およびその他のプロファイルがわかっているとき→PKパラメータとそれら生理病態値との関係式から患者のパラメータを推定する．

3）薬物血中濃度が1点測定されているとき→PKパラメータの1つを平均値または生理病態値からの推定値に当てはめ血中濃度を利用してもう1つのPKパラメータを推定する．

4）薬物血中濃度が2点以上測定されているとき→血中濃度値を用いて患者のPKパラメータを

推定する.

※1), 2) は初期投与設計, 3), 4) は投与設計の妥当性, 変更, 薬物治療の評価などの検討に用いられる.

(3) ベイジアン法とベイズ推定

薬物の投与設計をする場合, 患者個人の PK パラメータを知る必要がある. PK パラメータ推定の方法は, 血中 (血漿中) 濃度測定値に薬物動態モデル式 (例えば静注 1-コンパートメントモデル) を非線形最小二乗法によって当てはめることで行われる. しかしこの方法では, 正確さを期するためにはひとりの患者から最低 4～5 点以上の測定値が必要なため, 臨床現場において患者の倫理的問題, 時間やコストの問題などで実施不可能なことが多い. 一方, ベイジアン法は, 統計学のベイズの定理に基づいており, パラメータ推定に血中 (血漿中) 濃度測定値のみならず母集団でのモデルパラメータの平均値, 分散値 (標準偏差値), さらに体重やクレアチニンクリアランスなどの影響因子も含めた解析を行い, 個体間変動および個体内変動が考慮される. このため, 最低 1 点の測定値からでもパラメータ推定が可能であるという現実的容易性から, ベイジアン法は臨床で非常に評価されている手法である. これらは Sheiner により 1970 年代に論文発表されていたが, 日本で注目されるようになったのは特定薬剤治療管理料が設けられ TDM が普及し始めた 1980 年代以降である. また, ベイズ推定とは PPK 解析でよく用いられるパラメータの推定方法で, 事前確率分布 (母集団パラメータ) に加えて, 観察値 (個体の濃度値) が得られたとき, その観察値に基づく事後確率分布を推定の確信度とし, その個体の最も確からしいパラメータを推定する方法でその値をベイズ推定値という.

(4) ベイジアン法の利点と注意点

1) 利点
1. PK データの統合
2. 観測値の要求数が最小で可能 (1 点でも可)
3. モデルパラメータ予測の不確実性に対するデータをすり合わすことができる
4. より複雑なモデルにも対応が可能
5. 継続したデータにより経時的にパラメータの評価が可能となる

2) 注意点
1. 以下の要因は予測性能を変化させる.
   推定に用いる測定値の数, 採血時間および採血時期, 母集団パラメータの選択, パラメータおよび測定値の重みづけ, 使用する薬物動態モデル
2. 特に 1 点の測定値を用いた場合, 薬物動態パラメータの推定へ及ぼす採血時期の影響を考慮し, 評価しなければならない.
   ・クリアランス (CL) は, 投与開始から採血まで 1.5 半減期以上経過した時点で予測精度が安定する.

・分布容積（Vd）は，投与後の早い時期，つまり CL の影響があらわれていない時期の方が予測性能がよい．

・吸収速度定数（Ka）は採血時期にかかわらず信頼性に乏しい．

(5) ベイジアン法が用いられるソフトウェア

代表的なソフトとして MULTI2（BAYES），PEDA，Optip Win がある．その他，フリーソフトとして薬物動態シミュレーションプログラム　Qflex2 for Mac & Win，企業提供ソフトとして VCM-TDM（塩野義製薬），TEICTDM（サノフィ），ハベカシン®TDM 解析ソフト（Meiji Seika ファルマ），シベノール®錠 TDM 推定サービス（トーアエイヨー）がある．また，非線形モデル解析の代表的なソフトとして NONMEM，Phoenix® WinNonlin™ があり，母集団薬物動態解析や母集団 PK-PD 解析にも対応が可能である．

(6) ベイジアンプログラムの操作方法

1. 患者背景の入力（年齢，体重，性別，対象薬物の固定効果に関連ある項目：血清クレアチニン，心不全の有無など）
2. 投与ルートの選択（静注，経口，持続点滴など）
3. 投与スケジュールの入力
4. 実測値（血中濃度測定値）の入力
5. ベイジアン法によるパラメータの修正
6. 修正されたパラメータによる再投与設計

3-3-5　TDM の実践

【症例 1】

65 歳，女性．乳がんによる化学療法中．感染症が疑われ，バンコマイシンの点滴静注を開始することになった．身長 160.0 cm，体重 50.0 kg，血清クレアチニン値 0.78 mg/dL であり，治療中の変動はないものとする．

設問 1.　バンコマイシンの目標濃度として，ピーク値 25〜40 µg/mL，トラフ値 10〜15 µg/mL となるように初期投与設計をしなさい．

設問 2.　1 回 500 mg，1 日 2 回（12 時間間隔）で投与が開始され，day 4 に採血が行われた．測定結果はピーク値 24.8 µg/mL，トラフ値 9.2 µg/mL であった．目標トラフに達していないため，患者の動態パラメータを求め直し，この患者に適した投与方法を再設計しなさい．

【症例2】

　頻脈性心房細動による心不全で通院中の48歳，女性．ジゴキシン錠を1日1回0.25 mgで約1か月間服用していたが，嘔気，めまい，下肢浮腫，息切れの訴えがあり受診した．

　ジゴキシンの血中濃度を測定すると2.8 ng/mLであり，ジゴキシン中毒が疑われた．また，レントゲンや各種検査よりうっ血性心不全も合併していた．

　TDMの結果よりジゴキシン錠の休薬期間，および再開時の投与量を提案した．なお，患者の身長160 cm，体重52 kg，血清クレアチニン値は2 mg/dLであり，治療中の変動はないものとする．

設問1．ジゴキシンの治療域はどのくらいであるか？血中濃度が0.7 ng/mLになるために必要な休薬期間を求めよ．

設問2．0.7 ng/mLを維持するために適正な投与量は何mgか？

4章 医薬品情報（DI）

> ■ Mission
> 安全・最適な薬物療法を提供するために適切な医薬品情報の収集，評価，加工を行い，相手のニーズに合った情報提供を実践する．

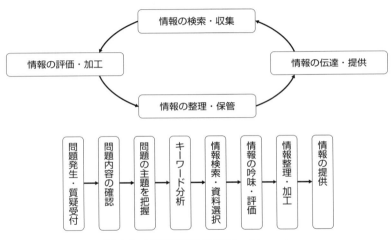

図 4-1　医薬品情報のフローチャート

　医薬品情報（DI：drug information）を提供するまでの過程は，①情報の検索・収集，②評価・加工，③整理・保管，④伝達・提供に分けられる．さらに，情報の伝達・提供を行ったことで発生する新たな出来事やその後の成り行きを知ることで，別の情報提供活動に発展していくこともある．この情報のサイクルをまわすことで，より質の高い情報提供活動が可能となる．

4-1　医療機関における医薬品情報管理業務

4-1-1　医薬品情報管理の意義

　医薬品は特殊な物品である．どのような薬効を示すのか知らずに使うことはありえないし，どのように用いるのか知らずに使われることもない．つまり医薬品は，その正しい使い方，すなわ

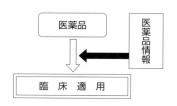

図 4-2 医薬品と情報

ち医薬品に関する情報とセットになって初めて有意義に使用できる物品といえる.

医薬品に関連する情報とは何か？ 効能,用法はもちろん,物理化学的性質,薬毒理作用,製剤特性などの基礎試験データに,投与禁忌,副作用,体内動態といった臨床上のノウハウ,さらには登録商標（商品名）,価格,販売元等,社会的な識別項目まで,それぞれすべてが医薬品にまつわる情報といえる.

さらに,これらを使ったらどうなったか（臨床経験・試験）,医薬品を使用するうえでの規則（行政・倫理）なども医薬品と関係の深い重要な情報といえるだろう.複雑で膨大な医薬品情報を深く理解して医薬品の適正使用に貢献することが,医薬品領域の専門家たる薬剤師に求められる職務である.医薬品情報（DI）室は,こうした医薬品情報の取り扱いをさらに専門的に行う部門と位置づけられる.

> **Column ソリブジン事件**
>
> ソリブジン事件（1993年）は,十数名の死亡者を出した深刻な薬害事件である.本剤は抗がん剤5-FUの代謝を阻害し,併用により重篤な血液障害を惹起する可能性がある.薬剤の性質から十分予期できる相互作用であったにもかかわらず不適切な併用を防止できなかったことは,医薬品情報提供活動のあり方について医療関係者に深い反省を促した.これを契機に薬剤師の臨床現場への積極的な参加,国内副作用症例収集体制の見直しなどが進められることになった.

4-1-2 医薬品情報管理業務の概要

医薬品に関する各種情報の収集,整理,保管および情報の加工と専門的評価を行い,日常の薬剤業務に役立てるとともに,必要時に医師をはじめとする医療従事者ならびに患者に提供することによって,良質かつ適正な薬物療法の発展を図り,医療の向上と効率化に寄与することが医薬品情報管理業務の目的である.1993年3月に,日本薬学会第113年会で日本病院薬剤師会学術委員会第3小委員会によって「病院における医薬品情報管理の業務基準（DI業務基準）」が策定された（表4-1）.

日本病院薬剤師会のDI業務基準において,DI担当者は,「医薬品の有効性や安全性等に関する文献の評価,選択,利用にあたり専門的かつ技術的能力を有する必要がある」とされている.

表 4-1　DI 業務基準

① 医薬品情報の収集，整理，保管
② 収集した情報の加工と専門的評価
③ 医薬品に関する情報の伝達
④ 医薬品に関する質疑に対する情報の提供
⑤ 薬事委員会への参画
⑥ 臨床薬剤業務の支援
⑦ 副作用の収集および伝達体制における病院内での役割
⑧ 医薬品の市販後調査への関与
⑨ 医薬関連分野の学生や従事者に対する教育
⑩ DI 担当者養成のための教育と訓練
⑪ DI 関連の情報科学に関する研究
⑫ 医薬品，家庭用品および農薬等の中毒情報の収集と伝達
⑬ 地域における病院間の DI 業務の連携

　具体的には，責任感・使命感が強く，協調性を有し，資料の整理に労力をいとわず，語学力があり，原著論文などを正確に読みこなし，客観的に評価ができ，情報機器に精通していることなどが要求される.

4-1-3　医薬品情報の収集

(1) 情報源・資料の種類

　日常業務の中ではきわめて多様な情報源を参照し，使い分けているが，それには情報源の由来・性質・特徴などを十分に理解している必要がある．医薬品についての情報源は，主として製薬企業から入手するものと，それ以外に由来するものとに大別される．各医薬品の固有情報は，それを販売（または製造）している製薬企業に集まっている．一方，医薬品群の情報（高血圧症治療薬，抗がん剤などといった形の情報）は，図書や雑誌に豊富である.

1) 製薬企業が提供する医薬品個々の情報

① 医薬品添付文書

　「医薬品，医療機器等の品質，有効性及び安全性の確保等に関する法律」第 52 条に規定された公的な医薬品の要約資料である．信頼度は最も高いが記載される情報量に制限がある．新たな副作用の追記や適応症の追加などによりしばしば更新されるので，常に最新のものを参照する（図 4-3 左）.

② インタビューフォーム（IF）

　添付文書の内容を補うための資料で，日本病院薬剤師会が記載要領を策定し，当該医薬品の製薬企業に作成および提供を依頼している学術資料である．医薬品の有効成分，製剤，治療，薬効薬理，薬物動態，安全性，非臨床試験などに関する項目について詳細な情報が掲載されている．医療現場に不足している情報などについては，製薬企業の情報提供担当者（MR）など

へのインタビュー（質問）により薬剤師自らが内容を充実させ，IFの利用性を高めていくという性質を持つ（図4-3中央）．

③販売プロモーション用資材

インタビューフォーム並みの情報量を備えた『総合製品情報概要』，セールスポイントと最低限のDI情報をまとめた『リーフレット』など，いくつか種類がある．基礎および臨床データをカラフルな図や表を駆使して要領よくまとめてあるが，販売促進の宣伝目的に作成されているため，販売者に都合のいいように情報が加工されている場合もあるので注意を要する（図4-3右）．

④医薬品リスク管理計画（RMP：risk management plan）

RMPは個々の医薬品ごとに臨床使用上のリスクを低減するための取り組み（リスク最小化活動）をまとめた文書であり，医薬品の製造販売元は，新薬承認申請時に提出を義務づけられている（図4-4）．重要な関連性が示されている（または疑われている）副作用や，安全性を検証するのにデータが不足している潜在的リスクの情報，市販後に実施される製造販売元の情報収集活動，医療関係者への情報提供や使用条件の設定等で構成され，薬剤師の立場では，臨床応用が広く開始された後の安全性モニタリングに活用する指針として有用である．

⑤使用上の注意の解説

添付文書の「使用上の注意」として設定された事項の背景，設定理由などをわかりやすく解説したもので市販開始直後の基本的な安全対策として作成される．添付文書上の警告，重大な副作用などについては解説に加え症例などの付加情報もあり有益である（図4-5左）．

⑥添付文書改訂情報

副作用，効能効果などの添付文書情報が改訂された際，改訂に至った経緯や理由などを解説するために作成される．特に重大な副作用が改訂される場合は代表的な症例も公開されることが多い（図4-5右）．

⑦緊急安全性情報・安全性速報

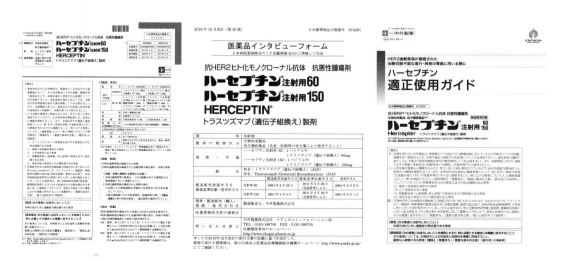

図4-3　ハーセプチン®注射用の医薬品添付文書，インタビューフォーム，適正使用ガイド
　　　（中外製薬）

緊急安全性情報（イエローレター）は，薬物治療において重大な安全性問題が明らかとなり，臨床現場に対し迅速・的確に周知徹底する必要がある場合，厚生労働省の指示，製薬企業の自主的な決定などに基づき製薬企業が作成し，指示を受けてから1か月以内に，当該製品を使用している医療機関に対してMRなどを通じて配布される．赤枠を付した黄色用紙に「緊急安全性情報」の文字を赤枠・黒字で記している．当然添付文書は改訂され，改訂本文は警告

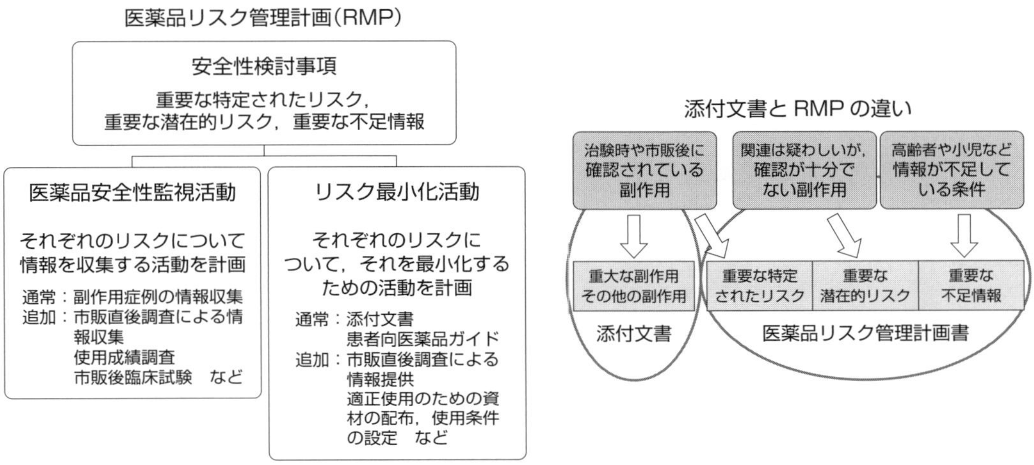

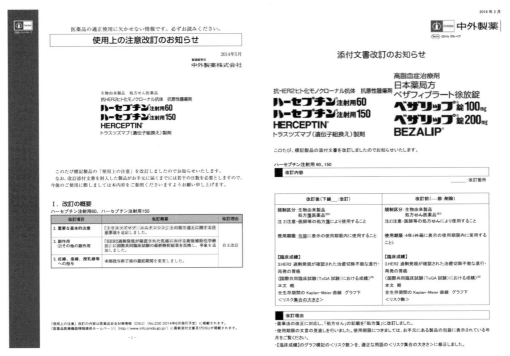

図4-4　医薬品リスク管理計画（RMP），添付文書とRMPの違い

医薬品の適正使用に欠かせない情報です。必ずお読みください。

使用上の注意改訂のお知らせ

2014年5月
製造販売元
中外製薬株式会社

生物由来製品　処方せん医薬品
抗HER2ヒト化モノクローナル抗体　抗悪性腫瘍剤
ハーセプチン®注射用60
ハーセプチン®注射用150
HERCEPTIN®
トラスツズマブ（遺伝子組換え）製剤

このたび標記製品の「使用上の注意」を改訂しましたのでお知らせいたします。
なお、改訂添付文書を封入した製品がお手元に届くまでには若干の日数を必要としますので、今後のご使用に際しましては本内容をご参照くださいますようお願い申し上げます。

Ⅰ．改訂の概要
ハーセプチン注射用60、ハーセプチン注射用150

改訂項目	改訂概要	改訂理由
2. 重要な基本的注意	「トラスツズマブ　エムタンシン」との取り違えに関する注意事項を追記しました。	自主改訂
3. 副作用 (2)その他の副作用	「HER2過剰発現が確認された乳癌における術後補助化学療法」に国際共同臨床試験の最終解析結果を反映し、事象を追加しました。	
5. 妊婦、産婦、授乳婦等への投与	本剤投与終了後の避妊期間を変更しました。	

「使用上の注意」改訂の内容は医薬品安全対策情報（DSU）（No.230 2014年6月発行予定）に掲載されます。
「医薬品医療機器情報提供ホームページ」（http://www.info.pmda.go.jp/）に最新添付文書及びDSUが掲載されます。

- 1 -

2016年2月
中外製薬
ロシュ グループ

添付文書改訂のお知らせ

抗HER2ヒト化モノクローナル抗体　抗悪性腫瘍剤
ハーセプチン®注射用60
ハーセプチン®注射用150
HERCEPTIN®
トラスツズマブ（遺伝子組換え）製剤

高脂血症治療剤
日本薬局方
ベザフィブラート徐放錠
ベザリップ®錠100mg
ベザリップ®錠200mg
BEZALIP®

このたび、標記製品の添付文書を改訂しましたのでお知らせいたします。

ハーセプチン注射用 60、150

改訂内容

＿＿＿：改訂箇所

改訂後（下線＿：改訂）	改訂前（―部：削除）
規制区分：生物由来製品 処方箋医薬品注2) 注2)注意－医師等の処方箋により使用すること	規制区分：生物由来製品 処方せん医薬品注2) 注2)注意－医師等の処方せんにより使用すること
使用期限：包装に表示の使用期限内に使用すること	使用期限：4年（外箱に表示の使用期限内に使用すること）
【臨床成績】 3.HER2過剰発現が確認された治癒切除不能な進行・再発の胃癌 〈国際共同臨床試験（ToGA試験）における成績〉25) 本文　略 全生存期間のKaplan-Meier曲線　グラフ下 <リスク集合の大きさ>	【臨床成績】 3.HER2過剰発現が確認された治癒切除不能な進行・再発の胃癌 〈国際共同臨床試験（ToGA試験）における成績〉25) 本文　略 全生存期間のKaplan-Meier曲線　グラフ下 <リスク数>

改訂理由
・薬事法の改正に対応し、「処方せん」の記載を「処方箋」に改訂しました。
・使用期限の文言の見直しを行いました。使用期限につきましては、お手元にある製品の包装に表示されている年月をご覧ください。
・【臨床成績】のグラフ標記の<リスク数>を、適正な用語の<リスク集合の大きさ>に修正しました。

図4-5　ハーセプチン®注射用の使用上の注意改訂のお知らせ，添付文書改訂のお知らせ
（中外製薬）

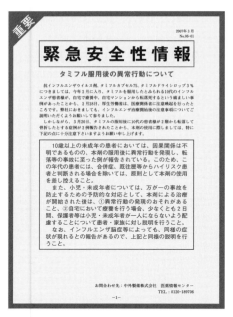
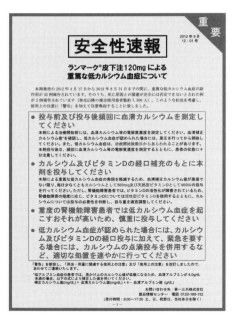

図4-6　緊急安全性情報と安全性速報

欄に追記されることが多い．安全性速報（ブルーレター）は，緊急安全性情報の配布が必要となるほどの緊急性はないが，医薬品を扱ううえでの新たな注意事項で重要とされる情報であり，厚生労働省の指示により製薬企業が作成・配布する（図4-6）．

⑧ 医薬品安全対策情報（DSU：drug safety update）

　添付文書の改訂があった薬剤について，改訂内容を抜粋し，まとめた小冊子（図4-7）．日

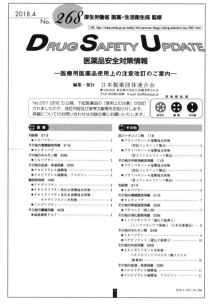

図4-7　医薬品安全対策情報

本製薬団体連合会によって編集され，病院・診療所・調剤薬局・卸業者などへ送付される．改訂のあった品目は，ジェネリックも含め商品名で記載されるので，院内採用薬品を確認しやすい．添付文書改訂を見落とさないために網羅的な検索に用いると便利である．

⑨ その他

配合変化資料，粉砕時の安定性，医薬品の包装変更，販売会社変更，回収・販売中止のお知らせなどがある．

2) 厚生労働省・医薬品医療機器総合機構が発行する資料

① 医薬品・医療機器等安全性情報

原則月1回刊行される，医薬品と医療機器全般に関する重要な安全性情報．厚生労働省にもたらされた副作用などの情報をもとに特集記事が組まれ，カバーする領域は幅広い．

厚生労働省または医薬品医療機器総合機構（PMDA：Pharmaceuticals and Medical Devices Agency）のwebサイトで全文が閲覧・ダウンロード可能である．

② 審査報告書

PMDAにおける新薬承認審査資料として提出された基礎・臨床試験データの概略と，審議記録をまとめたもの．新薬の製造販売に関わる承認審議において，どのような観点から議論されたかがわかるため，その新薬の臨床における位置づけや意義などについて知ることができる．PMDAのwebサイトで閲覧可能である．

3) 医薬品卸販売業者が提供する資料

メディセオジャーナル（メディセオ），SAFE-DI Weekly（アルフレッサ），ENIF医薬ニュース（東邦薬品）など，医薬品卸販売業者のDI部門は積極的に情報発信を行っている．内容は添付文書改訂，包装・表示変更，製造販売中止，不良品回収などの薬務情報が主体だが，質疑応答実例や薬効別の薬剤特性比較といった便利な情報も掲載されている．

4) 単行本・専門雑誌・業界新聞

DI室では疾患・薬物治療・薬剤師業務などに関連する書籍を積極的に収集・更新している．また，これらの蔵書を内容・ジャンルに従って分類して整理し，院内スタッフに閲覧・貸し出しの管理を行う．

5) インターネット上のwebサイト

インターネット上では医療に関連した様々な情報が公開されている（6)実習中に有用な参考書籍およびwebサイト参照）．

医薬品医療機器情報提供webサイトは最新の添付文書データを公開しており，医薬品集代わりに使用できる．厚生労働省のwebサイトは主に法令，通達などの確認に用いる．主としてポータルサイトとして活用される東邦大学医学メディアセンターのwebサイトなどは，利用者が必要とする情報に迅速かつ的確にたどりつけるように，多数の重要な医学関連サイトとリンクしている．Pub Medや医中誌などの原著論文検索データベースもその1つである．

製薬企業のwebサイトには，製品情報をはじめ，患者向け資材やQ＆A集，webシンポジ

ウムの配信など多数の有用な情報が公開されている．医薬品卸販売業者の web サイトのデータベース・ライブラリも非常に充実しており，薬価収載情報，後発品検索，識別コード検索，オンライン文献検索など，幅広く活用できる．しかしながら，インターネットを通じて得られる情報は，質的な評価が確立されていないものも多いので，利用者個々が情報の質を判断する必要がある（4-2-2　受動的情報提供の実践参照）．

6）実習中に有用な参考書籍および web サイト

1．日本医薬品集フォーラム監修，日本医薬品集（医療用，一般用），じほう
2．薬業研究会編集，保険薬事典 Plus＋，じほう
3．医薬ジャーナル社編集部編集，薬剤識別コード事典，医薬ジャーナル社
4．高久史麿，矢崎義雄監修，治療薬マニュアル，医学書院
5．浦部晶夫，島田和幸，川合眞一編集，今日の治療薬　解説と便覧，南江堂
6．福井次矢，高木誠，小室一成編集，今日の治療指針，医学書院
7．平田純生，古久保拓編著（2017）透析患者への投薬ガイドブック　改訂 3 版　慢性腎臓病（CKD）の薬物治療，じほう
8．秋澤忠男，平田純生監修（2018）腎機能別薬剤投与量 POCKET BOOK　第 2 版，じほう
9．岡明，木津純子編集（2018）新　小児薬用量　改訂第 8 版，診断と治療社
10．日本病院薬剤師会編，重大な副作用回避のための服薬指導情報集，じほう
11．佐川賢一，木村利美監修（2015）錠剤・カプセル剤粉砕ハンドブック　第 7 版，じほう
12．藤島一郎監修（2015），内服薬　経管投与ハンドブック　第 3 版，じほう
13．江藤隆史，大谷道輝，内野克喜監修（2015）軟膏・クリーム配合変化ハンドブック　第 2 版，じほう
14．菊池賢，橋本正良監修（2018）日本語版　サンフォード感染症治療ガイド 2018（第 48 版），ライフサイエンス出版
15．佐藤孝道，林昌洋監修（2010）実践　妊娠と薬　第 2 版—10,000 例の相談事例とその情報，じほう
16．東京都病院薬剤師会編集（2000）授乳婦と薬—薬剤の母乳移行性情報とその評価，じほう
17．伊藤真也，村島温子編集（2014）薬物治療コンサルテーション　妊娠と授乳　改訂 2 版，じほう
18．森博美，山崎太編著（2008）急性中毒情報ファイル，廣川書店
19．吉岡敏治総監修（2016）発生状況からみた急性中毒初期対応のポイント—家庭用品編，へるす出版
20．医薬品医療機器総合機構 web サイト
21．厚生労働省 web サイト
22．国立医薬品食品衛生研究所 web サイト
23．大学病院医療情報ネットワーク研究センター web サイト
24．日本中毒情報センター web サイト
25．日本医薬情報センター（JAPIC）web サイト
26．国立健康・栄養研究所 web サイト

27. 東邦大学医学メディアセンター web サイト
28. PubMed（MEDLINE）web サイト
29. 医学中央雑誌 web サイト
30. Lact Med web サイト
31. 社会保険診療報酬支払基金 web サイト
32. RxList web サイト
33. SAFE-DI（卸：アルフレッサ）web サイト
34. e-mediceo.com（卸：メディセオ）web サイト
35. Minds ガイドラインライブラリ web サイト

(2) 1次，2次，3次資料

　医薬品情報はその加工度によって1次資料，2次資料，3次資料に分けられる．従来，薬剤師が利用する資料の多くは3次資料であったが，薬剤師業務活動にEBMが求められる現在では，1次資料を参照する機会も増え，1次資料の検索に2次資料を適切に使いこなす技能も必要になってきている．

1) 1次資料：原著論文
　1次資料とは研究論文や学会・研究会の講演要旨・抄録，特許公報，試験データなどを指す．現代では多くの1次資料が電子化されて提供されている．医学専門雑誌に掲載された論文の場合，当該施設が出版社と契約した一部の専門誌しか全文を入手することはできないものもあるが，web上で検索された原著論文を直ちに閲覧できる意義は非常に大きい．

2) 2次資料：1次資料を検索するための手段を提供する資料
　2次資料は，キーワードや書誌事項（掲載誌，発表年，著者，論文様式）などを用いて検索し，目的とする1次資料にアクセスするためのツールといえる．PubMedや医中誌Web，JAPICなど，いわゆる文献検索データベースと呼ばれるものがこれにあたる．原著論文の中から抄録だけを抜粋するなど，1次資料を加工してできる資料である．

3) 3次資料：特定の目的をもって編集加工された資料
　3次資料は，収集した1次資料から抽出した情報を整理して，特定のテーマについて再構築した資料である．多くの教科書や参考書がこれにあたる．1次資料の記述を執筆者が要約しているため，加工度が高い．添付文書やインタビューフォームも3次資料である．
　収集した各種の情報は，原則的には将来にわたって使用することになるが，医学は絶え間なく進歩し，過去に正しいと思われた医学知識が覆ることは十分にありうる．時間とともに情報の信頼性は低下するものである．DI室は，何か情報を入手したら，その日付を記録して，信頼性の経年変化の指標としている（4-2-3　能動的情報提供の実践参照）．

(3) 医薬品情報の整理・保管

　医薬品と医薬品情報は不可分の関係であり，入手した情報を適切な形で整理・保管できる能力は個々の薬剤師にとって必須といえる．DI 室における整理とは，前項で述べた膨大な医薬品情報関連書類を常に効率よく利用できるように整備することである．

　収集した資料の性質によって，整理・保管における要点は若干異なる．また，DI 室員以外の者でも利用でき，必要なときは目的とする情報をすばやく検索できねばならない．使用頻度の高い資料をアクセスしやすい場所に保管するのが原則である．

1）医薬品添付文書

　医薬品名（商品名，一般名）の 50 音順，剤形別，薬効別（分類として日本標準商品分類番号（87 分類））などで整列して検索しやすいようにし，ファイルバインダーなどに収めて整理するなど，各々の施設でニーズに合わせて使いやすく工夫されている．

　使用頻度の高い資料なので，DI 室のほか，調剤室，注射室など，調剤や処方監査を行う部門にも配置し，最新版への更新は DI 室が主導して行う．添付文書改訂情報は，基本的には MR からもたらされるが，DSU や医薬品卸業者からの情報を参照しながら漏らすことなく保守に努める必要がある．現在では，施設の採用薬剤を登録しておくと，該当薬剤の添付文書が改訂されたときに連絡が来るサービスもある．

2）インタビューフォーム

　添付文書同様に使用頻度の高い資料だが，コンパクトではないので，DI 室だけに配置されることが多い．添付文書に比べると改訂される機会自体が少なく，製薬企業もそれほど積極的に改訂されたことを情報提供しない．数年ごとに，改訂が行われたかどうかをメーカーに問い合わせることで最新版を入手していたが，現在では多くの製薬企業は自社の web サイトでインタビューフォームを公開しているので，必要に応じてダウンロードして揃えている．また，医薬品医療機器総合機構の web サイトでもダウンロードできる．

3）製品情報概要・その他の資料

　添付文書で対応できない調査では，インタビューフォームをはじめとし，あらゆる情報源を参照する可能性が生じる．したがって，パンフレット類，患者指導用資材，別途入手した文献など，1 つの薬品に関係する資料は 1 か所にまとめて保管した方が，閲覧する際に便利である．時間が経つにつれて所有する資料が増えていき，収納スペースを圧迫するようになるので，選別・整理を心がける．

(4) データベースによる情報管理

　コンピュータの普及に伴い，様々な情報源をペーパーレス化すると同時に高速検索することが可能になった．施設により種々の市販ソフトを使用して自作データベースを作成し，活用している．

1）医薬品集データベース

院内採用医薬品集の改訂や作成のためのデータベースである．添付文書の改訂があるたびにメンテナンス作業を行って保守をする必要がある．

2）製薬企業からの情報

DI 室には，連日様々な製薬企業の MR が訪問し，添付文書改訂，商品包装形態変更，勉強会・研修会案内など多種多様な情報が届けられる．データベースがあることで，それらをメーカー提供情報としてデータベースに登録し，後日の確認などに役立てることができる．

3）業務報告・質疑応答事例集

業務日誌には質疑応答，訪問者，院内配付物，委員会関連業務などが記録される．この業務日誌を基に質疑応答事例集を作成し，後日の検索に備えることができる．

4）DI 室管理資料データベース

DI 室にもたらされた図書・関連雑誌，文献などを登録することで，必要に応じて検索することができるようになっている．

5）副作用報告データベース

病棟・外来など，病院内で発現した副作用症例を集積したデータベースである．DI 室に寄せられる症例報告は全体の一部に過ぎないが，登録・整備することで類似の副作用がみられたときの参考資料として活用できる．

6）錠剤鑑別データベース

薬剤識別コード事典といった市販のデータベースがあり，錠剤の鑑別に有用である．新規に薬価収載された医薬品に関しては，収載されていないことがあるため SAFE-DI などの医薬品卸販売業者の web サイトが有用である．

4-2 情報提供（評価・加工・提供）の実践

4-2-1 情報提供における留意点

収集・整備した医薬品情報を提供する機会としては，電話などで寄せられる問い合わせに対応すること（受動的情報提供）と，特定のテーマに沿って情報を集約し，必要に応じて広報すること（能動的情報提供）がある．情報を受け取る側のニーズを理解したうえで，十分に吟味された情報を，わかりやすく適切な形態で提供することが基本となる．

(1) 医療従事者に対する情報提供における留意点

医療従事者に情報を提供する場合，いずれの職種に対しても「目的にあった情報」，「情報の信頼性」，「情報提供の迅速性」に注意を払う必要がある．何かしらの『お知らせ文書』を配布する際は，それを配布する目的が明確で，その目的に沿った内容がみやすく，わかりやすくまとめられている方がよい．また，問い合わせに対してより高度な情報を求めて検索すると相当の時間がかかるが，回答は早い方が喜ばれる．迅速かつ必要十分な情報のバランスを見極める実際的な能力が求められる．

(2) 患者に対する情報提供における留意点

患者に情報提供をする場合，先に述べた事項に加え，治療を受ける側の立場に立った配慮が必要である．例えば，薬の効果を強調すれば過度な期待を抱くことになるし，服薬中の副作用を強調すれば，拒薬につながるおそれがあり，医師との信頼関係にも影響を与えかねない．さらに投薬窓口での受け答えでは，患者の心理状態，プライバシーなどにも配慮した会話方法が求められる．

また，医療従事者にとっては常用語句であっても，患者に理解できない，または誤解が生じる可能性がある．食間は「食後約2時間経ってから」，浮腫は「むくみ」，倦怠感は「だるい」などと表現する方が理解されやすい．常に，患者にわかりやすい表現を心がけ，理解しているかを確認しながら話を進めることが望まれる．

同様に，患者に手渡す文書，webサイトなどの記述内容などでも，語句の選択にきめ細かい配慮が必要である．薬剤情報提供書（薬情）や，各種医療関連webサイトの患者向けサイトと医療関係者向けサイトのコンテンツの様相の違いや言葉遣いなどを参考にするとよい．

4-2-2 受動的情報提供の実践

(1) 質問の確認

質問者の職種，質問の目的と内容，回答の緊急性の有無，回答先などにより，情報提供の方法が異なる．

コミュニケーションの基本である5W1Hの考え方は，DI室における質疑の受付においても大いに役立つ．

5W1Hとは，

Who ：誰からの問い合わせか？誰が問題となっているか？

What ：何を知りたいのか，何を調べればよいか？

Why ：なぜ知りたいのか？質問・問題の背景を聞き出し，理解する

When ：回答準備に許される時間は？（または，いつ起きた問題か？）

Where ：どこに連絡すればよいか？どの部署に連絡をとればよいか？

How ：どんな手段で調査するか？調査・検索をイメージしながら会話する

ただし，5W1H は会話の中で必ずしもすべて揃うわけではない．あくまでこの後の調査および情報提供活動をスムーズに行うための情報収集テクニックであり，過剰に意識すると，会話が不自然になることがある．質問の内容を理解するのに十分なデータを集められればよいので，バランスを取りながら用いるのが望ましい．

(2) 主題の分析

目の前にある問題（質疑）は，どんなカテゴリーに分類されるか，どのようなキーワードを用いて調べればよいか考える必要がある．例えば，医薬品の効果や副作用，相互作用，廃棄方法など医薬品のこと，症状や病態など疾患のこと，保険や医療制度のことなど具体的に分類する．それに加え，上記の 5W1H を組み合わせながら，質疑内容を分析すると，質問の本体を見出すことができる．DI 室が日常的に受け付ける質疑は，以下のような内容に分類される．

- 医薬品の薬効・用法・組成に関するもの
- 医薬品の使い分けに関するもの（こんなときはどういう薬を使えばいいか？など）
- 薬剤使用中に発現した副作用・相互作用に関するもの
- 医薬品の採用・同種同効薬に関するもの
- 保険請求に関するもの
- 薬歴調査のために必要な他院での使用薬剤の識別（持参薬鑑別）
- 院内の薬剤関連事案全般

『何を聞かれているのか』が十分に理解できなければ，的確な回答を用意するのは困難である．質問の背景を聞き出しながら，内容を要領よくまとめる能力は，スムーズなコミュニケーションには欠かせない．DI 室の質疑応答に限らず，医療職のような知的職業者にはあらゆる日常業務において自然と要求される能力といえる．

(3) 資料の検索・選定

調べたいことがイメージできたら，そのことについて記述している資料を探す．資料の持つ特性に留意して質問に対して複数種類の資料を参照し，質問の意図にあった情報を選択する（4-1-3 医薬品情報の収集参照）．

キーワードとして特定の薬剤名があがっている場合，その薬剤の添付文書・インタビューフォームは最初に当たるべき資料である．それらで不十分な場合は成書・医学専門雑誌といった 3 次資料を参照する．どの本にどのようなことが書いてあるかを知っていれば知っているほど，要領よく情報源を選択できるようになる．3 次資料で情報が不十分な場合やその根拠となる情報を入手したい場合，2 次資料，1 次資料を検索し，吟味していく．

しかし，どんな資料を参考にすればいいのか検討がつかない，またはどれをみても書いていない，といったことも実際には少なくない．そんなとき，ランダムな用語から広く検索できるインターネットは大変重宝である．また，web サイトをブラウズしていると，直接回答を発見できなくても，新たなキーワードや有益な資料，探し方のヒントなどがみつかることも多い．それをもとに改めて文献検索をし直すと，欲しかった情報にたどりつけることがある．インターネット

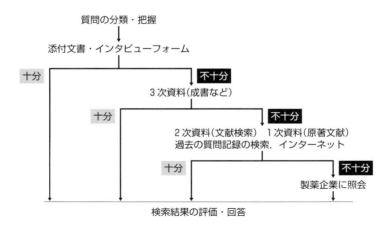

図 4-8 情報源の検索と選択

のメリットを生かして得られた間接的な周辺情報は，より広範な理解の下に回答を作成するのにも役立つ．情報の質を批判的に吟味する力があれば，インターネットは非常に有力なツールといえる．

また，知っていそうな先輩や他職種の専門家に尋ねたり，製薬企業に問い合わせるのも1つの方法である．しかし，その場合でも初めにできる範囲で調べてから訊くように心がけるべきである．道義的な意味もあるが，あらかじめ予備知識を有していれば，何も知らずに訊いたときよりも深く理解できるからである．

(4) 情報の評価・吟味

検索の結果得られた情報は様々な意味で吟味が必要であるが，情報の評価基準はきわめて多様である．例えば，即答可能な質疑に回答するための情報の吟味と，詳細な文献調査の結果得られた情報の吟味とは同等でない．したがって，情報の評価は事例ごとに背景をも考慮しながら個別に適宜行う必要があるが，指針となる概念としては以下のようなものがある．

量：単一の情報源に頼るのは危険である（特にインターネット）．複数の独立した情報源から同様の情報が得られた場合，信頼度が高くなる．これらの典拠をたどっていくと（文献の孫引き），同一の1次情報にたどり着くこともあるが，情報源が独立していれば，その情報はある程度一般的に信頼されているものと考えてよい．

質：科学的な記述であることが最低限求められる．また，参考文献を明示していることも信頼性を推測する指標となりうる．権威ある書籍・雑誌，公的機関の公表するデータ（厚生労働省，PMDA，FDAなど）であれば，一般的には質は担保されているものとみなされる（余談になるが，社会がこのような常識を前提に動くからこそ，信頼される情報源のねつ造は許されない）．

1次資料を情報源とする場合は，質的評価を行わなければならない．その際は上記の観点以外に，実験条件（研究の方法）や結果の評価法の妥当性，統計処理の手法などに注目して信頼性を判定することになる．臨床試験論文の評価方法についてはEBM（evidence-based medicine：根拠に基づく医療）の考え方が有益である．

価値：EBM の理念は，現時点において入手できる最も確かな科学的知見を参照しながら医療を提供することであるが，EBM 流の尺度で有用性が検証できない重要な医療経験則は，実は無数に存在する．これら経験則は，エビデンスレベルは低いかもしれないが，有益な情報である．質が高く，量的に申し分なくとも，問題点を直接解決できない情報しか調達できない場合もしばしばあり，結果的に経験則を応用することで解決するケースも少なくない．

　このように，情報の価値はケースバイケースで変化し，一義的に決めることはできない．入手した情報がどの程度目の前の問題に適用できるのか，現代医学的視点からみて古すぎないか，臨床上現実的であるかなどが総合的に判定されて，情報の価値が評価される．広い意味で質的な吟味ともいえる．

（5）情報の提供

　問い合わせに対する回答は，口頭で行うことが多い．情報の量・質・価値ともに良質でも，伝える表現がわかりにくければ，意図したとおりに情報が伝わらず意味がない．質疑の核心（質問者が知りたいことのツボ）を心得たうえで，相手の理解しやすい言葉で適切に順序立てて話すよう努める．場合によっては，必要に応じて文献などを渡して回答する．細かい治療レジメンなど誤解を生じると患者の不利益につながるような内容は，文書による回答が望ましい．

　一方，能動的情報提供は，ほぼすべて文書による情報提供を行っている（4-2-3　能動的情報提供の実践参照）．資料を作成して回答する場合にも，主張が明確である，質疑に対する論点がはっきりしているなど，わかりやすい資料を心がける．強調する点が目立つ文字の大きさ，書体，レイアウトなどを工夫し，図表やイラストを適宜用いるとわかりやすい．普段目にする書籍や雑誌，製薬企業の宣伝用資材などに使われるアイキャッチは参考になる．近年では，インターネットや書籍に掲載された図表などを流用する際に，著作権に配慮せねばならないこともある．そのため，数値データなどを文献から引用する場合は，文書の片隅に引用文献を記述する．一方，製薬企業の作成した資料を転用する際は，宣伝的・誇張的文言やプロモーションコードの問題など，また別の注意を払う必要がある．

（6）フォローアップ

　問い合わせに回答した後，その案件がどのような経過をたどったかについても情報収集する姿勢が望ましい．提供した情報が活かされたか，適切であったかを検証する．問い合わせの案件に対して，回答した内容がその後の成り行きに影響を与えるため，情報提供者としての責任があることを忘れてはならない．患者からの問い合わせに回答したら服薬コンプライアンスが低下した，という事例をイメージしてほしい．「薬剤師に副作用について聞いたら…といわれたので怖くなって飲むをやめた」という展開は，日常的にもありうる．また，回答内容が新たな案件を発生させ，質疑を受けた当初は予期しなかった事態に発展することもある（業務運用上の相談や質疑を受けたときにしばしば経験する）．

したがって，こうした回答後の展開を，積極的にフォローする必要がある（患者からの質疑内容を医師にフィードバックするという行動もフォローアップの１つである）．

（7）情報の蓄積

後日類似した質疑が寄せられたときに，過去に経験した回答例がしばしば役に立つ．こうした質疑応答事例集は書籍やwebサイト（「製品に関するよくある問い合わせ」など製薬企業のwebサイトなど）に存在し非常に有用であるが，個々の施設で実際にあった事例集を作成し，データベース化するなど利用できる環境を整えておくと便利である．

質疑を記録する場合は回答内容だけでなく質問者，回答の際参考にした文献などを記録しておくことが望ましい．また，業務運用に関する質疑の場合は，質疑の背景を記録しておくと，事例に対する問題意識が高まり，場合によっては部署の業務改善に役立てることもできる．各施設で蓄積された事例集は一種の組織財産といってよいだろう．

4-2-3 能動的情報提供の実践

（1）能動的情報提供の現状

他者からの質問があってそれに応答する形で情報提供を行うのが受動的情報提供であるなら，定期刊行物などを通じて薬物療法上重要と考えられる情報を薬剤師の側から積極的に提供する情報提供活動のことを，能動的情報提供と位置づける．東邦大学医療センターのDI室は，院内情報誌，DIニュース，webサイトなどの媒体を活用して院内他職種に向けて情報発信を行っている．媒体は目的に応じて使い分けられる．

情報提供活動上で留意すべき点は「4-2-2　受動的情報提供の実践」の項で述べたことと基本的には同じである．ただし，文書による情報提供が主体となるので，質疑応答に比べるとより高度な情報整理，構築力が要求される．

（2）院内医薬品集

院内採用医薬品に関する主要情報をまとめた冊子である．採用薬を薬効ごとに分類し，効能効果，用法用量，投与禁忌および警告，副作用，相互作用など各品目の基本的情報を掲載し，付録として同効医薬品の特性比較表，院内薬事規定などを備え，使いやすさに力点をおいて編集している．オーダリングシステムの稼動に伴い使用頻度は低下したが，持ち運びが容易であるなどの利点から施設によって現在も利用されている．

（3）院内情報誌

東邦大学医療センターでは３病院それぞれが独自のDI情報誌を発行している．院内外における医事・薬事のトピックスや質疑応答実例などを特集記事とし，外部の病院・教育機関などにも

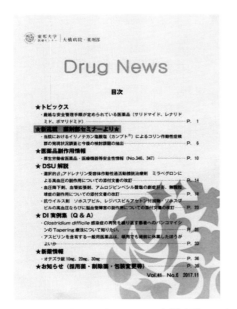

図4-9　東邦大学医療センター大橋病院DI室
　　　　Drug News（年6回発行）

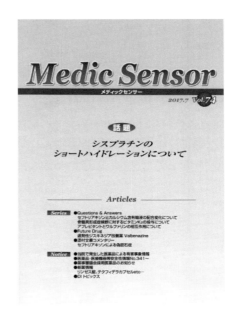

図4-10　東邦大学医療センター佐倉病院DI室
　　　　Medic Sensor（年3回発行）

提供している．

（4）DI速報ニュース・緊急安全性情報

　院内への情報提供が必要と考えられる薬事関連情報はDIニュースという形で随時情報提供を行う．薬事委員会後の新規採用薬剤の周知，販売中止・回収のお知らせ，オーダリングシステムをはじめとする院内業務運用に関する話題などについて情報提供を行い，院内連携の窓口としての役割を担う．

　中でも緊急安全性情報は速やかに院内に周知徹底されなければならない．院内メールのほか，印刷物の配布など迅速な情報提供が必要である．また，入院患者に使用者がいる場合は，当該医薬品を処方している医師を特定し，直接処方医に情報提供するなどの対応をとることもある．

（5）webサイト・電子メール

　近年では，発達した院内情報インフラを活用し，院内LANでのみ閲覧可能なwebサイトという形での情報提供活動も盛んになっている．添付文書改訂などの薬事情報を中心に頻繁に更新され，発行に時間のかかる情報誌や保存性に難のあるDI速報の欠点を補っている．ネット環境が整った施設においては，情報提供の拠点になりつつある．

　しかし，webサイトは利用者が閲覧しない限り情報が伝わらないので，情報伝達の確実性に乏しい．そのため，周知の必要性の高い情報については電子メールによる伝達も併用しているが，一般にオンラインを利用した情報提供は，ネットワークを利用する意識が浸透した組織でな

いと，十分な周知を期待できない．従来の紙媒体による情報提供と使い分けなければならないのが現状である．

(6) その他の能動的情報提供

DI室にもたらされた医薬専門雑誌の最新号，新着図書はデータベースに登録されるとともに，回覧や目録の配布という形で各薬剤師に周知される．朝礼などでの薬剤部内申し送りも能動的情報提供の場として有用で，添付文書改訂や包装変更の情報，研修会の案内などが伝達される．

4-3　DI室の周辺業務

4-3-1　院内薬事関連庶務と委員会活動

(1) 情報提供担当者（MR）対応

DI室は医薬品情報提供活動を行う傍ら，院外医療関係者および院内他部署との連絡窓口という役割も併せ持つ．MRの応接や，委員会業務への参画，院内業務運用上のトラブル対応（主にオーダリングシステムについて）などは，典型的な医薬品情報提供活動とはやや異質に感じられるかもしれないが，病院全体で連動して動く仕事を円滑に進めるためには不可欠な役割である．

製薬企業の情報提供担当者であるMRは，日々更新される医薬品情報を提供するために頻繁に病院を訪問する．しかし調剤室や病棟担当薬剤師のような多忙なセクションに日参することはなく，通常はMR応対を担当する職員に情報提供して間接的に周知を図るか，取り次ぎを依頼する．この役割は多くの病院ではDI担当者が受け持っている．このため，DI室は情報を最初に受け付ける窓口となり，場合によってはMRに対し院内での情報提供先を指示する立場となる．

MRには，過剰な販促活動を牽制するために，病院のルールをなるべく明確に示し，それに従うよう求めるべきであるが，院内活動を規制することで必要な情報提供まで制限してしまうおそれもあり，バランス感覚が求められる．

新薬発売に際しては，院内宣伝活動に先立って薬剤部内での説明会（新薬ヒアリング）の実施を依頼する．これにより薬剤部は，MRが院内でどのような薬剤を宣伝するのか把握することができるとともに，新薬の情報をいち早く入手して評価することで，その後の採用検討への準備を始めることができる．

(2) 薬事委員会への参画

薬事委員会（薬事審査委員会，薬品選定委員会など施設によって名称は異なる）は，病院長，副院長，薬剤部長，臨床科部長などで構成され，病院の薬事に関する基本的方針を定め，その方針に沿って院内の薬剤業務が円滑に行われるよう各部署に勧告を行う機関である．東邦大学医療

センターでは，薬事委員会の事務局は各病院の DI 室が務める.

薬事委員会において議題となる事項を以下にあげる.

- 新規購入申請薬の採用審議
- 現在使用中の医薬品の再評価の必要の有無の検討
- 稀用医薬品，類似医薬品の整理（採用中止）に関しての審議
- 市販直後調査結果に関しての審議
- 院内で発生した有害事象情報の評価と対応
- 医薬品集や約束処方などの編集と改訂　　など

特に重要な議事は新規購入申請薬の採用審議である. DI 室は申請薬に関する基本情報ならびに臨床情報の入手と評価，審議に必要な資料や書類の作成を行う. 新規購入の可否は，主に次のような観点から議論され，総合的に判断される.

- 従来の治療法，同効薬との違い（当該薬剤の臨床的な位置づけ）
- 同効薬との差異が臨床的にどのような意味を持つか
- 患者にとって利便性の向上が期待できるか
- 採用後に予想される安全管理上の問題について
- 予想される投与対象患者数
- 新規採用に伴い使用頻度が下がると予想される薬剤の提示と妥当性

以上のような検討のために参考とする資料を作成する際は，次のような点に留意する必要がある.

- 同効薬との違いが明確にわかること
- 臨床比較試験の結果を客観的に評価すること（特に薬効評価）
- 副作用をはじめとするネガティブな側面を評価すること
- 保険適応，用法などに着目した利便性の比較
- 同効薬の使用症例数動向

審議の結果，採用となった薬剤については，処方にあたって必要な事柄を院内に周知徹底しなければならない. すなわち，適応症，用法用量，薬剤の特徴，使用上の注意などを要領よくまとめ，早急に広報する. これも能動的情報提供の一種といえる.

(3) オーダリングシステム安定運用への貢献

東邦大学医療センターでは 3 病院すべてでオンライン・オーダリングシステムが稼動しており，業務をサポートしている. 新たな薬剤が採用となった場合，その薬品をシステムに登録・設定する（マスターメンテナンス）作業が発生する.

薬品マスターの設定は，医師が処方してから，調剤・払い出し，患者への投薬，会計処理まで，あらゆるパートで滞りなくデータが流れるように構築しなくてはならない. したがってこの業務に携わる者には，院内全体の薬剤関連業務の運用を見渡せる広範な知識を有すること，システムの仕様を熟知していること，さらに薬学的な知識に精通していることが求められる. そのため，薬品マスターの構築には薬剤師の関与が不可欠で，東邦大学医療センターでは DI 室が中心的な役割を果たしている.

処方オーダー，注射オーダーの仕様・運用のどちらにも精通しているため，必然的にこれらの入力方法についての質疑もDI室に寄せられる．システム運用に関係する業務改善の相談窓口となることも多い．

4-3-2 院外への情報提供

(1) 医薬品・医療機器等安全性情報報告制度

PMDAへの副作用症例報告はそもそも製薬企業の義務であったが，平成15年の薬事法改正で，医師・薬剤師等の医療従事者も，重大な副作用を発見した場合はPMDAに報告することが義務化された．全国の医療現場から重大な副作用症例の情報を収集することが目的で，医薬品との因果関係の判定は問われない．オンライン，またはFAXで報告を行う．登録用紙は厚生労働省，PMDAのwebサイトでダウンロードできる（図4-11左）．

(2) 医薬品副作用被害救済制度・生物由来製品感染等被害救済制度

医薬品を適正に使用したにもかかわらず発生した副作用による健康被害を受けた人の救済を図るため，医療費，傷害年金などの給付を行う，PMDAが運営する制度である．

症例はPMDAに申請され，その判定を受けて厚生労働大臣が薬事・食品衛生審議会に諮問し，その答申を受けて支給の可否を決定する．抗がん剤，免疫抑制剤は給付の対象とならない．また，かつては血液製剤は本制度の対象とされていなかったが，平成16年から生物由来製品感染等被害救済制度が創設され，投与に伴う感染症は被害救済の対象となった．

これらの給付請求書類はPMDAのwebサイトからダウンロードでき，医師の診断書とともにPMDAに患者が送付することになっている．こうした制度の活用のアドバイスや広告をして周知することもDI室の役割である（図4-11中央）．

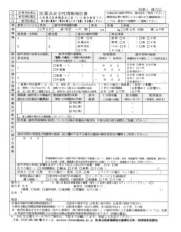
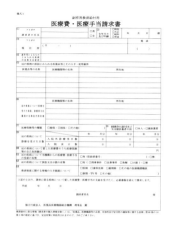
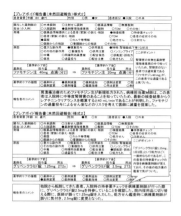

図4-11　各種制度およびプレアボイドの書式

(3) プレアボイド

　日本病院薬剤師会では，薬剤師が薬物療法に関与し，薬学的患者ケアを実践することで副作用，相互作用といった患者の不利益を回避した事例報告をプレアボイドと称して収集している．このような事例の集積により，医薬品の適正使用推進と医薬品を使用した患者の安全管理における薬剤師の役割は社会的に評価されるようになった．

　報告は，規定の書式に記入して，日本病院薬剤師会のwebサイトからオンラインで登録を行うか，FAXで送信する（図4-11右）．

4-3-3　教育・研修関連

(1) 勉強会・研修会の広告

　製薬企業や各地薬剤師会は，年間を通じて様々なテーマの勉強会・研修会を開催しており，これらの案内を入手したら，回覧・朝礼などで薬剤部全体にアナウンスする．さらに，同僚の薬剤師を積極的に勧誘する，研修会参加への便宜を図るなどして，教育を幅広く支援する．

　医療・医学は日進月歩であり，新たな知見を進んで学習しようとする姿勢が薬剤師には必要不可欠である．DI担当者を中心に，これら外部で催される研修会などに率先して参加すべきである．

(2) 薬剤部内勉強会の企画

　薬剤部員の知識向上のために，各種勉強会を実施している．DI室が中心となり，テーマの考案，準備などをし，内容に応じて製薬企業に依頼して開催している．院内で行われる勉強会は地元の薬剤師会などを通して公開し，地域の薬剤師教育にも関与している．

　さらに，就職して間もない新人薬剤師を対象として疾病・薬物療法に関する勉強会を企画し，DI室は参考資料の検索など，種々の面からそれらを積極的に支援する義務がある．

5章 調剤（注射薬・無菌調製を含む）

■ Mission

処方箋受付（処方箋発行）から処方監査，疑義照会，（薬袋作成），計数・計量調剤，最終監査，薬剤交付までの過程を実践する．

内服・外用薬，自己注射薬など様々な調剤を実践する．散剤・水剤は，秤量の計算，賦形の必要性の判断，必要があれば賦形量の計算を実施する．また，2種以上の医薬品を混合する際は，配合変化などにも留意して正しい手技で調剤する．特に，ハイリスク薬は，薬歴に基づき調剤，監査を行う．

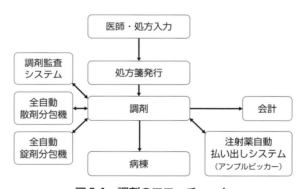

図5-1　調剤のフローチャート

オーダリングシステムを導入している病院では，医師が処方入力をした後，薬剤部で処方箋が発行されると同時に薬袋・ラベルプリンタ，各調剤支援システムに情報が送信され円滑に調剤を行うことができるようにシステム化されている．

5-1 調剤業務の実践

5-1-1 調剤時の身だしなみ

清潔で動きやすい服装や清潔な身だしなみ（爪は短く，髪はきれいにまとめ，華美な化粧を慎むなど）を心がける．マニキュアやつけまつ毛などは異物の混入につながるため使用しない．調剤時は，定期的に衛生的手洗いを実践し，清潔に配慮する．

5-1-2 調剤内規

調剤内規とは，各施設で定める調剤に関する取り決めである．一般的に医薬品の製剤上の特性を考慮した調剤方法のほか，リスクマネジメントの観点から作成された内容も含まれる．調剤内規は施設ごとに異なるため，その内容の詳細までを覚える必要はないが，その必要性を理解し，調剤時には内規に従う．

5-1-3 処方箋の形式と処方区分

病院内で扱う処方箋と院外に向けて発行される処方箋では記載事項が異なる．また，麻薬の処方箋についても記載を義務づけられている項目が異なるため，それぞれの違いを理解しておく必要がある（表5-1）．

表5-1 処方箋の記載事項（医師法施行規則第21条，歯科医師法施行規則第20条）

処方箋の種類	保険処方箋	院内処方箋	保険麻薬処方箋	麻薬処方箋
院内・院外の区別	院外	院内	院外	院内
外来・入院の区別	外来	外来・入院	外来	外来・入院
患者氏名・生年月日（年齢）・性別	○	○	○	○
薬品名・分量・用法・用量・日数	○	○	○	○
処方箋の交付年月日	○	○	○	○
医師名の記名押印または署名	○	○	○	○
病院の名称および所在地	○		○	
処方箋の使用期間	○		○	
保険者番号	○		○	
被保険者の記号・番号	○		○	
公費負担者番号	▲		▲	
公費負担医療の受給者番号	▲		▲	
麻薬施用者の免許番号			○	○
患者の住所			○	

○：必要事項　▲：公費対象の場合に必要

処方区分には，主に以下の種類がある．
① 外来処方箋（院内処方箋，院外処方箋，院内麻薬処方箋，院外麻薬処方箋）
② 入院処方箋（定時処方箋，臨時処方箋，退院処方箋，麻薬処方箋）

　入院中の処方区分は，病棟ごとに決められた曜日で定期的に処方する定時処方とすぐに使用したいときに処方する臨時処方，退院した後に自宅で使用する分の退院処方などがある．処方箋の記載事項は同じであるが，施設ごとに処方日数の上限を設定していることがある．

5-2　処方監査の実践

5-2-1　病院における処方監査

　処方監査は処方箋の受付，薬袋作成，計数調剤，計量調剤，最終監査などの調剤過程において，担当するすべての調剤者により行われる必要がある．また，オーダリングシステムにより，処方監査は以下の3段階で対応している．
① オーダー時の用量・投与日数・併用禁忌薬剤チェック
② 薬剤部門システムでの自動監査
③ 自動監査後の薬剤師による処方監査

5-2-2　処方監査の基本

　処方監査は処方されたすべての薬剤に関して統括的に行うべきであるが，特に，薬理活性の強い薬剤，他剤との併用で重大な相互作用を引き起こす薬剤，重篤な副作用が報告されている薬剤などに関しては注意が必要である．処方監査をする際の留意点を以下にあげるが，これらは調剤のすべての過程において確認すべきポイントであり，理由も含めて正しく理解しておく必要がある．
① 医薬品の特定：医薬品名の3要素（商標，剤形，規格単位）
② 分量，用法・用量
　• 1日最大投与量の制限がある医薬品
　• 食前（食直前），食後（食直後），食間，起床時，就寝前など用法に留意すべき医薬品
　• 他剤と同時に服用すべきでない医薬品
　• 投与日数が決められている医薬品
　• 休薬期間が決められている医薬品
③ 入力ミス，記載ミス：該当診療科で処方されうる医薬品かどうか判別する
　• 名称が類似している医薬品
　• 医薬品名の規格，単位など
④ 警告・禁忌
⑤ 併用禁忌
⑥ 相互作用
⑦ 使用上の注意：慎重投与，高齢者や妊婦・授乳婦，小児への投与など
⑧ 配合変化：散剤，液剤，軟膏剤の混合可否

5-3 疑義照会の実践

5-3-1 疑義照会の必要性

疑義照会の必要性と法的根拠―疑義照会は『薬剤師の義務』である！

> 薬剤師法　第23条（処方せんによる調剤）
>
> 　薬剤師は，医師，歯科医師又は獣医師の処方せんによらなければ，販売又は授与の目的で調剤してはならない．
>
> 　2項：薬剤師は，処方せんに記載された医薬品につき，その処方せんを交付した医師，歯科医師又は獣医師の同意を得た場合を除くほか，これを変更して調剤してはならない．

> 薬剤師法　第24条（処方せん中の疑義）
>
> 　薬剤師は，処方せん中に疑わしい点があるときは，その処方せんを交付した医師，歯科医師又は獣医師に問い合わせて，その疑わしい点を確かめた後でなければ，これによつて調剤してはならない．

薬剤師からの疑義照会に対し適切に対応することは『医師の義務』である！

> 保険医療機関及び保健医療養担当規則（療担）：第23条
>
> 　保険医は，処方せんを交付する場合には，様式第二号又はこれに準ずる様式の処方せんに必要な事項を記載しなければならない．
>
> 　2項：保険医はその交付した処方せんに関し，保険薬剤師から疑義の照会があつた場合には，これに適切に対応しなければならない

患者にとって『薬剤師が最後の砦』であることを自覚し，最終確認を行う．

5-3-2 疑義照会の手順

　処方（箋）監査を行った結果，処方内容に疑義を発見した場合，薬剤師から医師への疑義照会は電話を用いて行われるのが通例である．以下にその大まかな手順を示す．

① 事前準備
② オープニング（基本事項の確認）
③ 照会する処方箋の日付・患者名・疑義内容を伝える
④ クロージング（お礼・挨拶など）
⑤ 疑義照会内容（回答の内容）の記録をとる
⑥ （外来患者の院内処方や保険薬局などにおいては）疑義照会の結果を患者などに説明する

1）事前準備
- 疑問点を明確にする
- 薬歴をはじめ必要に応じてカルテなども確認しておく
- 要点をはじめに伝え，必要に応じて詳細の内容に入っていくのが望ましい
- 1枚の処方箋で何度も照会することのないよう他に疑義がないか入念に確認する
- 質問を的確かつ短時間に行うために内容を整理する
- 疑問点の内容につき，回避方法あるいは代替薬剤を具体的に提示する
- 医師が多忙であることに配慮し，可能な限り具体的・詳細な情報を提示すべきである
- 参考資料は手元に置いておく
- 疑義内容などについての医師からの疑問に瞬時に回答できるようにする必要がある

2）オープニング（基本事項の確認）
- 挨拶，医師名の確認，自己紹介，電話の理由の伝達・相手の都合確認などを行う

3）照会する処方箋の日付・患者名・疑義内容を伝える
- 処方医が，手元に診療録（カルテ）を用意したり，該当する電子カルテの画面を開くのに時間を要する場合があるため，それを確認したうえで次に進む
- あらかじめ整理した疑義内容を明確に医師に伝える
- 疑義に対する回答内容（変更・訂正内容）をメモする
- 上記内容は最後に復唱し，医師の確認と同意を得る
- 処方が変更になった場合には，必要に応じて，診療録の訂正も併せて依頼する

4）クロージング（お礼・挨拶など）
- しめくくりの言葉
- 適切に電話を切る（※先方が切った後に受話器を置くのがマナー）

5）疑義照会内容（回答の内容）の記録をとる
- 医師に確認した内容は処方箋上に記録として残さなければならない（薬剤師法第15条）
- 疑義照会によって処方が変更されたか否かを問わず，その内容を記録に残す

＊疑義照会後の記録事項
　　問い合わせた日時，薬剤師名，電話に対応した医師名，問い合わせの内容（医薬品名・何についての照会か），回答の内容（回答，変更/訂正の内容，要点明示）など

5-4　薬袋，薬札の作成

5-4-1　薬袋の記載事項

薬物療法が適正に行われるためには，薬袋に記載された服薬に関する情報を正しく理解し，遵

守することがあげられる．したがって，薬袋に表示する服薬に関する情報は，患者自身が容易に理解できる表示が望まれる．

薬袋への記載事項は，「調剤された薬剤の表示」として薬剤師法第25条，および薬剤師法施行規則第14条で以下の6項目が規定されている（表5-2）．

表5-2　薬袋に記載する事項

① 患者氏名
② 用法・用量
③ 調剤年月日
④ 調剤した薬剤師の氏名
⑤ 調剤した薬局もしくは診療所の名称および所在地
⑥ 服用方法・使用方法あるいは注意事項

オーダリングシステムが導入されている施設では，自動印刷されることが多いが，必要に応じて手書きをすることもある．

5-4-2 薬袋作成時の注意

薬袋作成時の注意点としては以下のようなことがあげられる．
- 正確にわかりやすく，見えやすい文字で記入する．
- 用法・用量や使用方法など複雑なもの（副腎皮質ステロイド剤の漸減療法，隔日交互に服用など）については薬剤交付時に口頭で十分に説明する．
- 用法，投与日数が同じで1つの薬袋に数種類の薬品を入れる場合は，色・形態の似たものは同一薬袋に入れないで別々の薬袋にした方がよい．同一薬袋に入れる場合は服用間違い防止のため，形状や種類なども記載（例：白色素錠・2種類，白色カプセル錠・1種類）し，かつ口頭説明する．
- 薬袋の選択や薬袋への記載方法が，各施設によって異なることがある．必須記載事項以外に医薬品の使用方法や保存方法といった注意点など何を記載するかは，各施設の調剤内規で定められている．

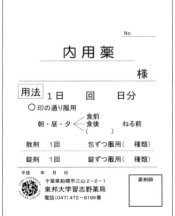
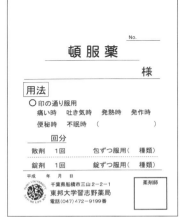
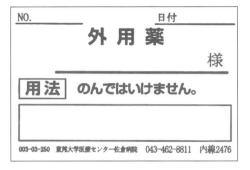

図 5-2　薬袋と薬札（ラベル）の種類

5-5 調剤時の留意事項

5-5-1 包装単位

医薬品ごとに様々な包装単位が存在するため，取り違えに注意が必要である．

包装には PTP 包装，SP 包装，バラ錠包装があり，シートには防湿や遮光の役目がある．また，包装単位は医薬品により異なり，1 シートあたり 10 錠，14 錠，21 錠包装などがある．同一製剤でも複数の包装単位が販売されているものもある．

1）同一製剤で複数の包装単位がある医薬品

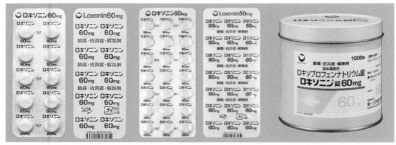

（ロキソニン®錠（第一三共）10 錠シート，21 錠シート，バラ錠包装）

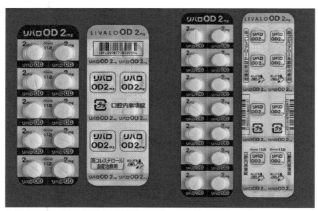

（リバロ OD 錠（興和）10 錠シート，14 錠シート　遮光）

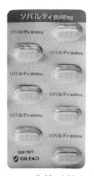
(ソバルディ®錠（ギリアド・サイエンシズ）7錠シート）

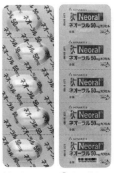
(ネオーラル®カプセル（ノバルティスファーマ）5カプセルシート）

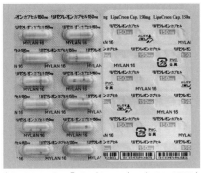
(リパクレオン®カプセル（マイランEPD）12カプセルシート）

2）名称に記号を含む医薬品

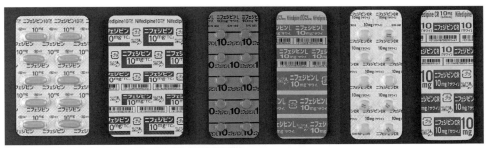
(ニフェジピンカプセル，L錠，CR錠（沢井製薬））

3）同一商品名多剤形の医薬品

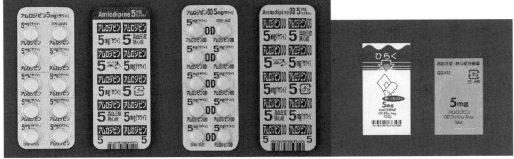
(アムロジピン錠，OD錠（沢井製薬），ODフィルム（救急薬品工業））

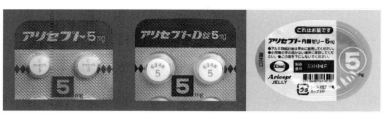

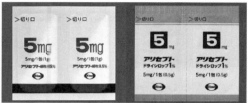

（アリセプト®錠，D錠，ゼリー，細粒，ドライシロップ（エーザイ））

4）名称が類似している医薬品

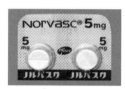 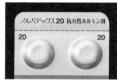

（ノルバスク®錠（ファイザー）とノルバデックス®錠（アストラゼネカ））

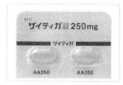 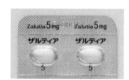

（ザイティガ®錠（ヤンセンファーマ）とザルティア®錠（日本イーライリリー））

5）複数の規格単位のある医薬品

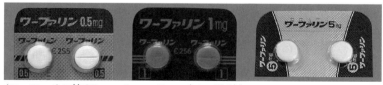

（ワーファリン錠0.5 mg，1 mg，5 mg（エーザイ））

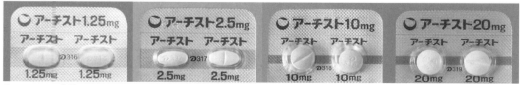

（アーチスト®錠1.25 mg，2.5 mg，10 mg，20 mg（第一三共））

5-5-2 散剤の賦形と混合

散剤の秤量が少量の場合，調剤時に賦形剤を加えることで，秤量誤差や分包誤差を少なくすることが可能となる．賦形剤は通常，乳糖またはデンプン，あるいは乳糖とデンプンの混合物を用いる．

乳糖不耐症の場合には下痢を起こすためにデンプンで賦形を行う．

1）乳糖で賦形不可の薬剤

例）アミノフィリン末（変色，固結），イソニアジド末（含量低下）

2）配合変化

散剤の混合の際に，配合不適となる薬剤の組み合わせがある．その具体例や理由について理解し，対処法を知っておく必要がある．

例）アスピリンと炭酸水素ナトリウム（混合により加水分解するため別包で調剤）

5-5-3 水剤の賦形と混合

処方量が少量で，1回の服用量が整数にならない場合など，適宜賦形する．通常，精製水または蒸留水，単シロップが用いられる．

1）原則，賦形しない薬剤

アルロイドG内用液5％（アルギン酸ナトリウム），イソバイド® シロップ70％（イソソルビド），ガスコン® ドロップ内用液2％（ジメチコン）など

2）配合変化

水剤の混合の際に，配合変化を起こす薬剤の組み合わせがある．その具体例や理由について理解し，対処法を知っておく必要がある．

※施設によっては，水剤の混合を行わない場合もある．

5-5-4 外用剤の調剤

外用剤の調剤には貼付剤，湿布剤，軟膏剤などがある．貼付剤，湿布剤は1枚ずつ包装されているものや1袋に6枚，7枚などまとめて包装されている製品があるため，調剤時には包装単位にも注意する．

軟膏剤は，5gや10g，25g，50gなどのチューブに入った製剤のほか，100gや250g，500gのプラスチック容器あるいはガラス瓶に入った製剤があり，少量単位の軟膏つぼに小分けが必要とされる場合や2種以上の軟膏剤を混合する場合がある．混合の際には，基剤や成分の配合変化に留意する必要がある．

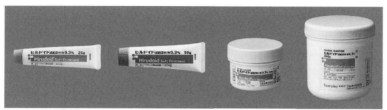

(ヒルドイド®ソフト軟膏0.3% 25 g, 50 g, 100 g, 500 g(マルホ))

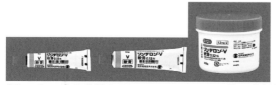

(リンデロン®-V軟膏0.12% 5 g, 10 g, 200 g(塩野義製薬))

〈参考資料〉

1) 江藤隆史, 大谷道輝, 内野克喜監修 (2015) 軟膏・クリーム配合変化ハンドブック 第2版, じほう

5-5-5 毒薬・劇薬, 麻薬, 向精神薬の調剤

毒薬・劇薬の表示方法や毒薬・劇薬, 麻薬, 向精神薬(第1種, 第2種, 第3種)について出納記録, 施錠の必要性, 紛失時の対処等の管理に注意が必要となる(6-2 特別な配慮を要する医薬品参照).

5-5-6 細胞毒性のある医薬品の調剤

細胞毒性のある医薬品(抗悪性腫瘍剤など)の計量調剤および半錠や粉砕が必要となる場合がある. 調剤者や周囲の曝露を防止するために, マスク・帽子・手袋(ディスポーザブル)の着用, 集塵装置の使用, 専用の機器(乳鉢・乳棒・薬包紙)の使用, 手分割包装(パイルパッカー)などを使用する.

〈参考資料〉

1) 日本病院薬剤師会監修 (2014) 抗悪性腫瘍剤の院内取扱い指針 抗がん薬調製マニュアル 第3版, じほう
2) 日本がん看護学会, 日本臨床腫瘍学会, 日本臨床腫瘍薬学会編集 (2015) がん薬物療法における曝露対策合同ガイドライン 2015年版, 金原出版
3) 日本がん看護学会監修 (2016) 見てわかるがん薬物療法における曝露対策, 医学書院

5-5-7 特殊な調剤・管理を要する医薬品

(1) レブラミド®，ポマリスト®

多発性骨髄腫などの治療に用いられるレブラミド® カプセル（レナリドミド水和物）およびポマリスト® カプセル（ポマリドミド）は，いずれもサリドマイドの誘導体であり，ヒトでも胎児に重大な障害を認める催奇形性を有する可能性があるため，これらの使用に関しては特別な管理が必要である．胎児への曝露防止を目的にレブラミド®・ポマリスト® 適正管理手順（RevMate®：レブメイト®）が定められており，服用する患者や家族，医師，薬剤師をはじめとする医療関係者など治療に関わるすべての人が遵守する手順が決められている．治療にあたっては，処方医，責任薬剤師，患者を登録し，RevMate® センターと連携しながら服薬状況やRevMate® 遵守状況などの確認などの治療管理を行わなければならない．

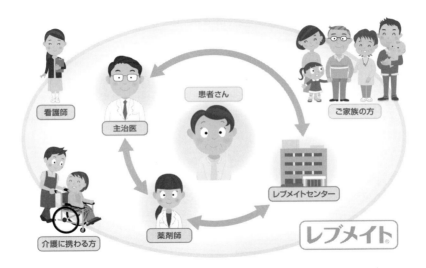

図 5-3　レブラミド®，ポマリスト® を服用される患者さんを支える環境
（レブラミド®・ポマリスト® を服用される患者さんのご家族の方へ，セルジーン）

(2) その他

1) ノルスパン® テープ

ブプレノルフィン経皮吸収型製剤であるノルスパン® テープは，変形性関節症や腰痛症の慢性疼痛において非オピオイド鎮痛剤で治療困難な場合の鎮痛に適応承認されているが，その承認条件として，「変形性関節症及び腰痛症に伴う慢性疼痛の診断，治療に精通した医師によってのみ処方・使用されるとともに，本剤のリスク等についても十分に管理・説明できる医師・医療機関・管理薬剤師のいる薬局のもとでのみ用いられ，それら薬局においては調剤前に当該医師・医療機関を確認した上で調剤がなされるよう，製造販売にあたって必要な措置を講じること」とされている．処方・使用にあたっては，「医師は製造販売業者の提供する e-learning による講習を

受講するとともに，調剤時に薬剤師は処方医が講習を修了した医師であることを確認した上で調剤すること．確認ができない場合には，調剤を拒むこと．この理由により調剤を拒むことについては，薬剤師法第21条（調剤の求めに応じる義務）の「正当な理由」に当たるものと解されること」と定められている（ノルスパン®テープ適正使用ガイドブックより）．

2）クロザリル®錠

　治療抵抗性統合失調症の治療に用いられるクロザリル®錠（クロザピン）には，「CPMS（クロザリル患者モニタリングサービス）運用手順」が作成されており，CPMSへの登録や安全管理および流通管理の手順を示した運用規定となっている．「CPMS運用手順」は，クロザリル®の重大な副作用である好中球減少症・無顆粒球症，耐糖能異常などの早期発見・早期対処を目的としたCPMSを導入し，厳重な安全管理のもとに使用されることを目的として策定された．クロザリル®の使用に関して薬剤師もクロザリル®の有害事象やその対処方法などを十分に理解している必要があり，医師と同様にweb講習を受講し，理解度確認テストに合格したうえでCPMSに登録される．患者登録に関わる事項や流通管理まで規定されている．

5-5-8　一包化調剤

　患者の服薬上の問題点（服薬アドヒアランスや手技など）を克服するために一包化調剤を行うことがある．その一方で，一包化することのデメリットも存在するため，メリット・デメリットを理解したうえで患者に合わせた調剤を行う必要がある．

1）一包化に不適切な医薬品

　物理的に不適な医薬品（バルプロ酸ナトリウム錠など），管理的に不適な医薬品（治験薬，麻

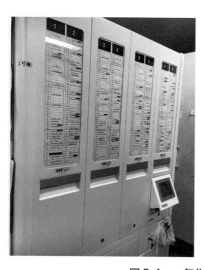
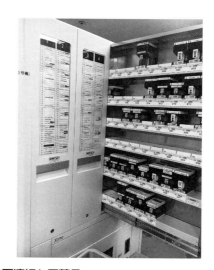

図5-4　一包化に不適切な医薬品
東邦大学医療センター大森病院の錠剤自動分包機．内部にはバラ錠の入ったカセットがセットされている（右）

薬など）のほか，施設ごとに定める調剤内規に従った不適な医薬品などがある．

また，オルメサルタン メドキソミル錠とメトホルミン塩酸塩製剤またはカモスタットメシル酸塩製剤などのように一包化し高温多湿条件下にて保存した場合，メトホルミン塩酸塩製剤またはカモスタットメシル酸塩製剤などが変色することがあるため，一包化を避けることが望ましい薬剤もある．

5-5-9 医薬品の識別・鑑別

ほとんどの錠剤やカプセル剤には，シートから出された状態でも識別できるように識別コードが刻印または印字されている．一包化などシートから出された錠剤に関しては，識別コードの情報から識別・鑑別する必要がある．

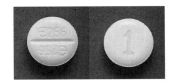
（ワーファリン錠　1 mg（エーザイ））

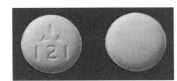
（ガスター®D錠　20 mg（アステラス製薬））

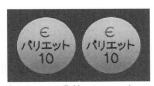
（パリエット®錠　10 mg（エーザイ））

図 5-5　識別コード

識別コードは，記号と数字からなるものと薬品名が印字されているものがある．記号と数字で印字されている錠剤の鑑別には，識別コード一覧などで調べるとよい．

〈参考資料〉
1) 医薬ジャーナル社編集部編（2017）薬剤識別コード事典　平成29年改訂版，医薬ジャーナル社
2) 日本医薬情報センター編集（2015）JAPIC医療用医薬品集　2016　薬剤識別コード一覧，日本医薬情報センター

5-5-10 錠剤の粉砕，カプセル剤の開封

錠剤やカプセルが飲み込めない嚥下障害および嚥下能力のない小児・高齢者などや経管投与，薬用量が規格単位に合わない（1/3錠や1/4錠など）場合などでは，錠剤の粉砕，およびカプセル剤の開封を必要とする．

1) 錠剤の粉砕操作
錠剤の粉砕調剤において，乳鉢・乳棒を用いる方法と粉砕器を用いる方法がある．

2) 錠剤の粉砕およびカプセル剤の開封の可否
錠剤の粉砕およびカプセル剤の開封が不可能な医薬品がある．

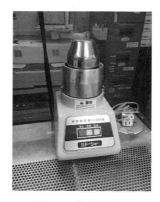

図 5-6　錠剤粉砕機

例）徐放性製剤（ニフェジピン徐放錠，テオフィリン徐放錠など），吸湿性の強い薬剤（バルプロ酸ナトリウム錠など），腸溶性製剤（ラベプラゾール錠など），刺激性あり（アレンドロン酸錠など），軟カプセル剤（イコサペント酸エチルカプセルなど）

3）錠剤の粉砕およびカプセル剤の開封後の保存方法

錠剤の粉砕，およびカプセル剤の開封が可能であっても，調剤後の保存方法（遮光・防湿など）に注意が必要な医薬品がある．

〈参考資料〉
1）佐川賢一，木村利美監修（2015）錠剤・カプセル剤粉砕ハンドブック　第7版，じほう
2）藤島一郎監修（2015）内服薬　経管投与ハンドブック　第3版，じほう

5-6　調剤監査業務の実践

5-6-1　調剤監査の意義と重要性

調剤された医薬品に対して処方内容，薬袋・薬札の選択および記入事項の確認，調剤すべき薬品，数量，シートや外装の破損・汚染の確認など最終的な監査を行う．また，計量調剤の監査では色，形状，におい，異物の確認なども行う．散剤，水剤，軟膏剤などの混合の場合は，配合変化にも留意して監査する．患者が使用するうえでの最終の監査であることを理解し，実践する．

1）調剤済み処方箋の扱い（薬剤師法第26条，同法施行規則第15条）

調剤済み処方箋には以下の記載が必要である．
・調剤済みである旨および調剤年月日
・調剤した薬剤師の氏名押印または署名
・調剤した病院の名称，所在地
・医師の同意を得て変更した場合にはその変更の内容

・医師への疑義照会の内容およびその回答

2) 処方箋の保管（薬剤師法第 27 条）
調剤済みとなった日から 3 年間の保存を原則とする.

5-7　お薬受け渡し窓口における処方薬の交付

5-7-1　外来患者への服薬指導

■ Mission
　お薬受け渡し窓口において患者に説明する坐薬，眼軟膏剤，吸入剤，インスリン製剤等の使用上の注意について理解する．また，実際の患者への説明の場面を見学し，実施できる環境であれば患者に応じた薬剤の服用・使用方法，保管方法および使用上の注意について服薬指導を行う．

　原則，院外処方を発行している病院においても，一部院内処方が交付された外来患者や院内の取り決めなどによる一部の外来患者にお薬受け渡し窓口で服薬指導を行うことがある（対応方法については 2-1（1）1），2），（2）5）参照のこと）．入院患者と異なり自宅へ帰って薬を使用するため，必要な情報を簡潔にわかりやすく過不足なく伝えることがポイントとなる．

5-8　注射薬調剤の実践

■ Mission
　処方箋発行から処方監査，疑義照会，薬剤取り揃え，最終監査，払い出しまでの過程を実践する．また，取り扱い上特別な注意を要する注射薬（細胞毒性のある注射薬，向精神薬，血液製剤など）について，その取り扱い方法，払い出し方法について実習する．
　注射薬混合の際の無菌操作の意義と必要性，配慮すべき事項を理解し，適正な操作方法で，無菌的混合操作を実践する．

5-8-1　注射薬の種類
　注射薬を取り扱う際は，製剤の形態による分類と容器の種類について理解しておく必要がある．注射薬容器の材質は内容医薬品の有効性，安全性，安定性に影響を与えないもので，細菌汚染を防止しうるものでなくてはならない．

(1) 製剤の形態による分類

- 水性注射剤：溶剤に注射用水，生理食塩水などを用いる．
- 非水性注射剤：溶剤に植物油または有機溶剤などを用いる．
- 懸濁性注射剤：150 μm 以下の不溶性の粒子を懸濁している製剤．原則として血管内や脊髄腔内には適用されない．
- 乳濁性注射剤：油性の薬剤を乳濁液とした製剤で粒子径は 7 μm 以下．原則として脊髄腔内には適用されない．
- 固形注射剤：用時溶解または懸濁して用いるもの．

(2) 製剤の容器

① アンプル：ガラスもしくはプラスチック容器でつくられ，使用時開封して用いる．1～50 mL の小容量のものが多い．

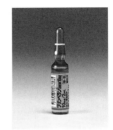

(プリンペラン®注射液 10 mg（アステラス製薬）)

② バイアル：ガラスあるいはプラスチック容器にゴム栓がされる．薬剤によっては，分割投与することもできる．5～100 mL 位の容量のものが多い．

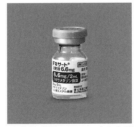

(デキサート®注射液 6.6 mg（富士製薬工業）)

③ ボトル：ガラスあるいはプラスチック容器にゴム栓がされ，50～1,000 mL の輸液用に使用される．

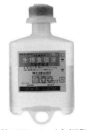

(大塚生食注 100 mL（大塚製薬工場）)

④ バッグ：やわらかい材質のプラスチック容器で主に輸液用に用いられる．流出量に応じて変形するためエアー針が不要である．また，抗生剤のように用時溶解して用いるために隔壁で仕切られている製剤や，経時的に起こる配合変化を回避するために，用時開通して用いるキット製剤がある．

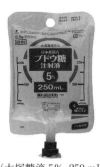
（大塚糖液 5％ 250 mL
（大塚製薬工場））

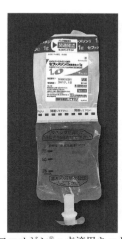
（セファメジン® α 点滴用キット 1 g
（LTL ファーマ））

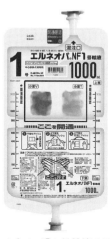
（エルネオパ® 1 号輸液 1,000 mL
（大塚製薬工場））

⑤ プレフィルドシリンジ：注射筒にあらかじめ薬液を充填してある製剤で，注射筒に直接薬剤名が表示されているため，過誤防止に役立つ．取り扱いが容易なため自己注射が認められている薬剤に多く使用されている．また，誤って急速静注しないために，通常の針が接続できない製剤がある．

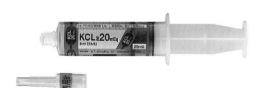
（KCL 注 20 mEq キット「テルモ」（テルモ））

5-8-2　注射薬の投与経路

　注射薬の投与経路は複数あり，投与経路により許容される投与量が異なり，薬の吸収や作用持続時間が異なる．また，投与できる濃度や速度が異なることもあるためそれぞれの特徴を理解しておく必要がある．

1）皮内注射（IC：intradermal injection）

　皮膚の真皮内に薬液を注入する方法．真皮内は毛細血管が少なく，薬液の吸収される速度は皮下注射より遅い．投与量は通常 0.1～0.2 mL と少量である（例：予防接種，アレルギーテスト，ツベルクリン反応）．

2）皮下注射（SC：subcutaneous injection）

皮下組織への注射である．皮下組織は毛細血管が比較的少なく，静注，筋注に比べて薬物の血中移行は遅い．通常，体液と等張の水溶液で，投与量は1mL以下の投与が望ましいが，5mL程度までは投与可能である（例：インスリン）．

3）筋肉内注射（IM：intramuscular injection）

水に溶けない薬物でも乳剤や油性懸濁液として筋注することができる．吸収を遅くして，作用時間を長くすることも可能である．投与量は通常4mL以下である．

4）静脈内注射（IV：intravenous injection）

静脈内注射は，薬物を直接静脈内に投与するため，投与直後に薬物の血中濃度は速やかに上昇する．

5）点滴静脈内注射（DIV：drip infusion in vain）

輸液のように投与量が多い場合は，点滴静注がなされる．末梢血管から点滴できる輸液製剤は，浸透圧が血液の2～3倍まで，ブドウ糖は10～15％までとされる．これ以上浸透圧の高い輸液製剤を腕の血管から点滴してしまうと，血管炎が生じる．

6）中心静脈注射

心臓に近い中心静脈（CV：central vein）に薬液を注入する方法．中心静脈は血管が太く血流量が多く，速度も速いため，末梢からでは血管炎を起こしやすい薬剤，高浸透圧の薬剤なども使用できる．中心静脈から高カロリー輸液を投与することを完全静脈栄養法（TPN：total parenteral nutrition）という．

7）その他

動脈内注射，腹腔内注射，脊髄腔内注射，硬膜外注射，関節腔内注射，骨髄内注射など．

5-8-3　注射薬調剤の流れ

注射薬の交付供給方法は患者個人セット渡し（1本渡し），箱渡し，定数配置，セット交換など様々な方法がとられている．外来や病棟あるいは診療科の特性などに応じて，これらの方法を組み合わせて運用している施設が多い．

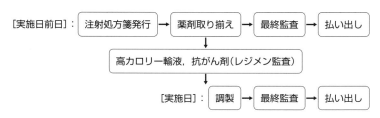

図5-7　患者個人セット渡し（1本渡し）調剤の流れ

5章 調剤（注射薬・無菌調製を含む）　125

5-8-4　注射処方箋の記載事項

注射処方箋の記載事項には以下のものがある（図5-8）.

① 患者氏名
② 性別
③ 年齢または生年月日
④ 身長・体重
⑤ 診療科, 病棟名
⑥ 処方医師名
⑦ 薬品名
⑧ 規格
⑨ 投与量
⑩ 投与回数
⑪ 投与経路
⑫ 投与時間・速度
⑬ 投与開始日(実施日)
⑭ 使用期間
⑮ 注意事項

```
［入院ケモ］                    入院　注射せん                          1/1
4/1(水)分                     西5病棟
                                                                    発行
                                     医 師：
                      様            診療科：乳内外
S.          生　65歳5ヶ月(女)    身長：160.0 cm  体重：50.0 kg  体表面積：1.501 m²
Rp   手技    薬品名・用法                                        用量      pH
01  ［点滴静注(末梢)］末梢ルートメイン1       点滴速度：278 mL/h        混
     1日1回[10：00]
          生理食塩液(250 mL)  ·························  250 mL   6.3
冷癌    パージェタ点滴静注  ··························  840 mg   6.0
          60分で
          初回840 mg, 2回目以降420 mg
       【Per＋Tr＋TXT(初回)　day1】

02  ［点滴静注(末梢)］末梢ルートメイン1       点滴速度：167 mL/h        混
     1日1回[11：00]
          生理食塩液(250 mL)  ·························  250 mL   6.3
冷癌    ハーセプチン注射用  ··························  400 mg   6.1
          90分で
          1回目8 mg/kg, 2回目以降6 mg/kg
       【Per＋Tr＋TXT(初回)　day1】

03  ［点滴静注(末梢)］末梢ルートメイン1       点滴速度：204 mL/h
     1日1回[12：00]
          大塚生食注(100 mL)  ·························  100 mL   6.3
       (！)デキサート注射液(6.6 mg/2 mL)  ········  6.6 mg   7.8
          30分で
       【Per＋Tr＋TXT(初回)　day1】

04  ［点滴静注(末梢)］末梢ルートメイン1       点滴速度：170 mL/h        混
     1日1回[12：30]
          ブドウ糖注射液　5%(250 mL)  ···············  250 mL   5.0
癌     ドセタキセル点滴静注(タキソテール)  ·······  112 mg   3.75
          90分で
          75 mg/m2
       【Per＋Tr＋TXT(初回)　day1】


混合      混合監査      セット      セット監査        トレー[00000]

                                            入力：
```

図5-8　注射処方箋の記載事項

5-8-5　注射処方箋の監査と疑義照会

　注射処方箋の監査や疑義照会において内服・外用薬調剤と異なる大きなポイントは, 薬品の用法・用量, 相互作用のみならず, 投与経路や投与速度, 濃度, 配合変化などにも注意を払う必要がある点である. 注射薬は内服薬と異なり血管内に直接薬剤を投与するため, 急激に血中濃度が上昇し, 作用発現が速いものが多い. すなわち, 1回の誤投与が死につながることもあるため, 特に注意して調剤にあたる.

5-8-6　取り揃え業務の流れ

注射処方オーダーを発行すると，注射薬自動払い出しシステム（アンプルピッカー，図5-9A）が稼働し，患者ごとのトレーに医薬品とラベル，処方箋がセットされる．機械に充填されていない医薬品は手作業で集める必要があり，病棟ごとの取り揃えリスト（図5-9B）として印刷される．薬剤師は，処方内容を十分に確認し，トレーの仕切りごとに1施用単位でセットする（図5-9C）．セットしたトレーは病棟ごとにカートに入れ（図5-9D），払い出す．注射薬の取り揃えは，施用日前日にセットをして，翌日分を払い出すのが一般的である．週末や連休前には複数日分をセットする施設もある．

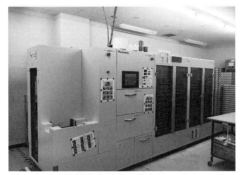

A．注射薬自動払い出しシステム
（東邦大学医療センター大森病院）

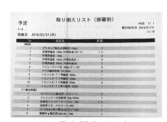

B．取り揃えリスト

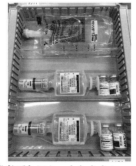

C．患者ごとにセットしたトレー
（1施用単位に仕切ってセットしている）

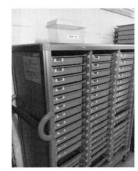

D．病棟ごとの注射カート
（セットしたトレーを入れて病棟に搬送する．冷所保存の医薬品は区別してカート上のboxに入れる）

図5-9　注射薬の取り揃えの流れ

5-8-7　注射薬の混合に必要な知識

内用薬・外用薬と同様に薬品の用法・用量，相互作用，投与日数などももちろん重要であるが，投与経路や投与速度，濃度，配合変化，調製後の安定性などの知識も必要となる．配合変化に関しては，薬剤どうしの配合変化のほか，点滴材料（点滴ルートやフィルタ，三方活栓）との配合変化もある．

(1) 配合変化の考え方

注射薬は原則として複数薬剤を混合して使用することを前提には製造されておらず，薬剤によって様々な性質（溶解性，pH，緩衝能，滴定酸度，添加剤など）を有している．そのため，注射薬を混合することにより，結晶析出や力価低下による治療効果の減弱などの配合変化を起こす場合がある．配合変化の要因として，pH，輸液の組成（イオン強度），緩衝能，温度，光，濃度，時間などがあげられる．

(2) 配合変化の原因と代表的な配合変化

配合変化を調べるには，製薬企業がそれぞれの自社製品と代表的な薬剤との配合変化試験を実施し，その結果をまとめた冊子などがあるため，これを活用する．また，注射薬関連の成書などにも多くの情報が掲載されているため参照する．しかしながら，データのない組み合わせもあるため，製剤の化学的特性から起こりうる変化を予測できることが重要である．外見上の変化（混濁や沈殿など）がみられなくても力価の低下する可能性があることも十分理解しておく．

外観変化のみられるもの：混濁，沈殿，ゲル化，変色，油状物質，結晶析出
外観変化のみられないもの：内容成分の分解，含量力価の低下

以下に代表的な配合変化を示す．

1) 物理的配合変化
- 溶解度の減少（混濁・沈殿）：非親水性溶媒により溶解されている薬剤を親水性溶媒で希釈（例：セルシン®・ホリゾン®注射液（ジアゼパム））

2) 化学的配合変化
- 難溶性塩の生成（混濁・沈殿）（例：カルチコール（グルコン酸カルシウム）・塩カル注（塩化カルシウム水和物）とリン酸二カリウム補正液（リン酸一水素カリウム）やメイロン®（炭酸水素ナトリウム））
- 難溶性キレートの生成（混濁・沈殿）（例：エレメンミック®（微量元素製剤）とオーツカMV・ビタジェクト®（総合ビタミン剤））
- pH変化（混濁・沈殿・力価低下）（例：ビソルボン®注（塩酸ブロムヘキシン）とラシックス®注（フロセミド），オメプラール®注用（オメプラゾール）とソリタ®-T3号などの糖加電解質輸液）
- 酸化分解（着色・力価低下）（例：イノバン®注（ドパミン塩酸塩）とアルカリ性薬剤）
- 加水分解（力価低下）（例：フサン®（ナファモスタットメシル酸塩）・エフオーワイ®（ガベキサートメシル酸塩）とアルカリ性薬剤）
- 酸化還元反応（力価低下）（例：注射用ビクシリン®（アンピシリンナトリウム）とブドウ糖）
- 光分解（力価低下）（例：ダカルバジン）
- メイラード反応（着色）（例：ブドウ糖とアミノ酸）

- 塩析（混濁・沈殿）（例：エリスロシン®点滴静注用（エリスロマイシンラクトビオン塩酸）・ハンプ®注射用（カルペリチド）と生理食塩液）
- 凝析（混濁・沈殿）（例：フェジン®静注（酸化鉄）と生理食塩液）

3）その他
- PVC製輸液セット，荷電フィルターへの吸着（力価低下）（例：インスリン，G-CSF製剤）
- PVC製輸液セットへの吸着（力価低下）（例：ミリスロール®注（ニトログリセリン），セルシン®・ホリゾン®注射液（ジアゼパム））
- PVC製容器・ルートから注射液へDEHP（フタル酸エステル）の溶出（例：タキソール®注射液（パクリタキセル），サンディミュン®注射液（シクロスポリン））

(3) 配合変化の回避方法

　配合変化は，すべての薬剤を単独で投与すれば回避できることもあるが，投与回数が増え煩雑になるうえ，何より患者の負担にもなる．薬学部で修得した化学の知識などをフル活用し，混合方法，保管方法，投与方法などを工夫することでできる限り回避する方法を考える必要がある．
- 混合方法：混合順序，混合する薬剤の組み合わせ，別々のシリンジの使用など
- 希釈効果：容量の大きい輸液製剤に混合
- 投与方法：I. V. Push法，Piggyback法，三方活栓，マルチルーメン静脈カテーテル

5-8-8　取り扱い上特別な注意を要する注射薬

(1) 調製や投与に注意を要する薬剤

　エリスロシン®やハンプ®などは溶解時に生理食塩液や無機塩類を含有する溶液を用いると，コロイド粒子が凝集し沈殿する．そのため，溶解液や溶解方法が規定されている．また，カリウム製剤は急速静注すると，不整脈，場合によっては心停止を起こす．このように調製や投与に注意を要する薬剤による事故を防止するために，個人セットのトレーに注意文書（図5-10）を入れている．

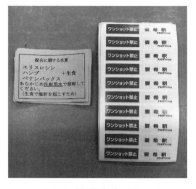

図5-10　注意文書やシール

(2) 冷所保管を要する薬剤

冷所管理の薬剤は，払い出し後投与される前まで病棟の冷蔵庫できちんと保管・管理されるように，各施設で工夫して運用している（例：患者ごとのトレーに冷所保管の薬剤は入れず，冷所薬専用の box に入れてカート上に乗せて払い出している，図 5-9D 参照）．

(3) 細胞毒性に注意を要する薬剤

細胞毒性のある注射薬は，落下などによる破損で調剤者や取り扱い者が曝露しないように十分注意して取り扱う．

(4) 特別な管理を要する薬剤

1) 筋弛緩薬や向精神薬

筋弛緩薬や向精神薬は，紛失にも十分な注意を必要とする．出納は管理簿などに記録をつけ，払い出しはスタッフ間で直接手渡しし，空アンプル（バイアル）を回収して使用数を確認するなど対策をとっている．

2) 特定生物由来製品

特定生物由来製品は，その製品のロット番号など施用記録を 20 年間保管する必要があり，薬剤部からの払い出しには，「特定生物由来製品管理伝票」を添付している（図 5-11）．

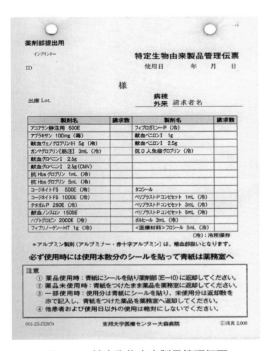

図 5-11　特定生物由来製品管理伝票

5-8-9 注射薬調剤の監査

(1) 調剤（個人セット）監査

調剤（個人セット）監査のポイントを以下に示す．
① 注射処方箋の記載内容が適正であるか：患者情報（氏名/性別/年齢/体重・体表面積/病棟名/診療科など）/薬品名/投与量/単位/投与経路/投与速度/投与間隔/溶解液（液量，種類）/配合変化/併用禁忌・併用注意（内服薬との併用にも注意）など
② 正しく薬品が取り揃えられているか：数量，名称，規格など
③ 適切な保管方法についての指示：冷所保存など保管方法に注意を要する薬剤は注射処方箋に表示し，薬品を区別する
＊TPN処方は，ビタミンB_1処方の有無，病態に応じた必要カロリーや水分量，電解質も考慮して，調剤および監査を行う．また，抗がん剤処方は，レジメン（適応，投与量，投与時間，投与間隔，適切な支持療法など）と調製方法（溶解液や溶解量など）を確認し，調剤および監査を行う．ともに個人セットとは別に，薬剤部で調製後払い出す．

(2) 注射薬の調製監査（TPN/抗がん剤調製監査）

注射薬の調製監査のポイントを以下に示す．
① 注射処方箋の記載内容が適正であるか（5-8-9(1)①参照）
② 正しく注射薬が混合調製されているか：ラベル表示内容，混合されている輸液と薬剤，輸液バッグ・シリンジの状態（キャップの装着，漏出の有無など），外観変化（色調変化，析出物，異物混入の有無など）
③ 適切な保管方法：遮光袋の添付など

5-9 注射薬の混合調製の実践

5-9-1 薬剤師による無菌調製の重要性

医療の発展に伴い新薬が増加し投与法の進歩とともに混合や溶解方法も複雑化していることから，薬剤師による混合が要望されている．

注射薬混合調製は，注射薬の特性を理解し，配合変化や調製後の安定性などを考慮したうえで，細菌汚染を避けるためにクリーンベンチ内などの衛生環境の整った設備で行われる必要がある．

(1) 薬剤師による無菌調製の利点

薬剤師による無菌調製の利点としては以下のことがある．
・微生物汚染・異物混入の防止

- 医師・看護師らの業務軽減・被曝防止
- 処方内容の薬学的管理（レジメン監査・疑義照会・調製後の安定性・配合変化）
- 無菌製剤処理加算の算定
- 外来化学療法加算の算定

(2) 無菌調製の必要性

1) 必要な設備や作業環境

　注射薬は血管の中に直接投与する薬剤であるために，ときに細菌の混入が致命的な事故につながることがある．そのため，注射薬の調製には無菌的な環境，操作が必要となる．作業環境中の微粒子がどの程度少ないか，どれくらいきれいかを表す指標を示すものとしていくつかの規格がある．代表的なものとして米国航空宇宙局規格（NASA規格）があり，1立方フィート（約30 cm四方）の空気中に含まれる0.5 μm以上の大きさの粒子の数によって，クリーンルームのクラス（清浄度）分けを行う（図5-12）．

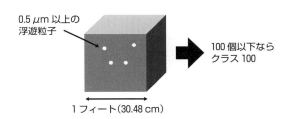

級別	単位容積（ft^3）あたりの0.5 μm以上の粒子数
クラス100	100個（3.5個/L）以下
クラス10,000	10,000個（350個/L）以下
クラス100,000	100,000個（3,500個/L）以下

1 ft＝0.3048 m，1 ft^3＝0.0283 m^3＝28.3 L

図5-12　クリーンルームのクラス（清浄度）分け

① クリーンルーム（無菌室）

　通常のオフィスの環境がクラス1,000,000以上といわれ，クリーンルームはクラス10,000の清潔な環境である．クリーンルームは清浄化された部屋を意味するが，菌や埃の存在しない環境ではない．クリーンルームの役割は以下の点である．
- 微生物・微粒子を入れない
- 微生物・微粒子を極力排除する
- 微生物・微粒子の発生を防ぐ
- 微生物・微粒子の堆積を防ぐ

② クリーンベンチ

　クリーンベンチは，無菌操作を行うために局所的な作業空間のみを超清浄空間にする装置である．注射薬調製に使用されるクリーンベンチはクラス100である．

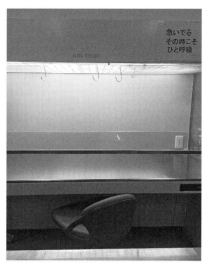

図 5-13　クリーンベンチ

2）器材・用具

　無菌作業は作業者自体が汚染源となることを認識し，作業着，手袋，マスク，帽子，器具（注射筒，注射針，輸液バッグ，連結管，フィルター，ガーゼ）など各器材・用具を適切に利用する．使用する多くの器材・用具は，ディスポーザブルである．

5-9-2　カテーテル関連血流感染

1）細菌汚染の侵入経路

　細菌汚染の侵入経路は，以下のものがあげられる．
① 輸液調製時
② 輸液セットの接合部
③ 点滴ルートの接合部
④ カテーテルとフィルターの接合部
⑤ 側管および三方活栓
⑥ カテーテルと注入ラインの接続部
⑦ カテーテル皮膚挿入部

2）カテーテル敗血症

　高カロリー輸液投与患者は低栄養状態のため，免疫機能も低下しており，カテーテル刺入部，高カロリー輸液などからの感染により，敗血症を起こしやすい．

3）汚染時の問題

　高カロリー輸液中（高濃度のブドウ糖溶液中）では通常，浸透圧の関係で細菌はほとんど増殖しないが，死んだ菌の細胞壁などが原因となって発熱性物質（パイロジェン）となることも考え

られるため，調製にあたっては無菌的な操作が重要視されている．一方，カンジダなどの真菌が感染の原因菌となることがしばしばあるため注意が必要である．

 一歩踏み込んで考えてみよう

過去に発生し報道されたカテーテル関連血流感染の事例から，衛生管理の重要性を認識し，具体的な細菌の侵入経路と汚染時の問題，防止策を考えよう．

5-9-3 栄養療法と投与経路のアルゴリズム

栄養療法には経口栄養法，経腸栄養法，静脈栄養法がある．栄養療法の原則は，腸管が機能しているならば腸管を使うということであり，腸からの栄養吸収を第一に選択する．米国静脈経腸栄養学会の投与経路選択のアルゴリズムを図5-14に示す．

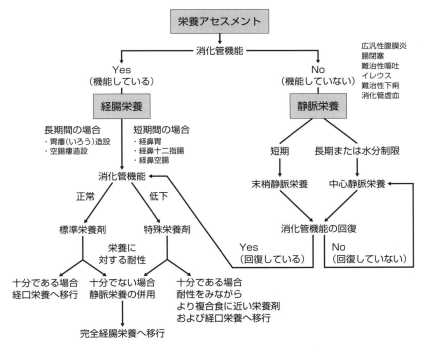

図5-14 栄養療法と投与経路のアルゴリズム
(A. S. P. E. N. Clinical Pathways and Algorithms for Delivery of Parenteral and Enteral Nutrition Support in Adults より抜粋)

5-9-4 栄養アセスメント

患者の栄養状態を種々の栄養指標を用いて客観的に評価し，スクリーニングをする．また，中

心静脈栄養（TPN：total parenteral nutrition）による摂取カロリーや窒素量を実際の処方から計算し，非タンパクカロリー/窒素量（NPC/N 比）を求めるなど処方内容の評価を行う．また，Harris-Benedict の式などを用いて必要エネルギー量の算出を行い，処方が適正か判断する．

1）栄養スクリーニング

栄養状態のスクリーニングとして，主観的包括的栄養評価法（SGA：subjective global assessment），客観的データ栄養評価法（ODA：objective data assessment）がある．

SGA は，体重変化，食事摂取状況・消化器症状・病状に関する簡易な問診，身体状況・活動状況の主観的な観察により評価する．

ODA は，血液や尿などの生化学的検査値を用いて客観的に栄養状態を評価する．

2）栄養アセスメント

栄養指標として下記を用いる．

身体計測：％標準体重，％平常時体重，身長体重比，体重変化率，body mass index（BMI），上腕三頭筋皮下脂肪厚，上腕筋囲

血液検査：総タンパク（TP），アルブミン（ALB），総コレステロール（T-Cho），中性脂肪（TG），コリンエステラーゼ（ChE），トランスアミラーゼ（AST，ALT），rapid turnover protein（プレアルブミン，レチノール結合タンパク，トランスフェリン）

3）栄養プランニング

栄養投与量の算出には，個々の患者に適した栄養必要量（1 日）として総エネルギー量を求める．

基礎エネルギー消費量（BEE：basal energy expenditure）は生命機能，代謝機能に必要なエネルギー量のことであり，Harris-Benedict の式で求める．

Harris-Benedict の式

男性：$66.5 + (13.75 \times 体重 kg) + (5.00 \times 身長 cm) - (6.78 \times 年齢)$

女性：$655.1 + (9.56 \times 体重 kg) + (1.85 \times 身長 cm) - (4.68 \times 年齢)$

※1 日に必要な総エネルギー量（TEE：total energy expenditure）は以下の式で求める．

BEE×活動係数（1.0〜1.8）×ストレス係数（1.0〜2.0）

・活動係数（activity factor）

活動の程度によって必要エネルギー量は変化するため，活動量に応じた係数が設定されている．

寝たきり：1.0，歩行可：1.2，労働：1.4〜1.8

・ストレス係数（stress factor）

疾患による身体ストレスの程度によって代謝が亢進するため，程度に応じた係数が設定されている．

術後 3 日間

　軽　度：1.2→胆嚢・総胆管切除，乳房切除

中等度：1.4→胃亜全摘, 大腸切除

高　　度：1.6→胃全摘, 胆管切除

超高度：1.8→膵頭十二指腸切除, 肝切除, 食道切除

臓器障害→1.2＋1臓器につき0.2ずつup（4臓器以上は2.0）

熱　　　傷→熱傷範囲10％ごとに0.2ずつup（maxは2.0）

体　　　温→1.0℃上昇→0.2ずつup

（37℃：1.2, 38℃：1.4, 39℃：1.6, 40℃以上：1.8）

推定式によって得られた数値はあくまで推定値であるため, 個々の状態に応じた管理が重要である.

4) 水分必要量

一般に投与エネルギー量（kcal）と同量（mL）か, あるいは体重（kg）×30〜35（mL）で求める. ただし, 心不全・腎不全など水分制限がある場合は減量が必要となる.

5-9-5 TPN の適応となる病態

TPN は消化管を利用した栄養吸収が不可能, 不十分もしくは好ましくない場合が約2週間以上続くと予想される場合に選択されることを理解する. 患者の病態が TPN の適応になるか否かについては, 以下1)〜3) の観点で評価する.

1) 経口摂取が不可能か不十分な場合

- 短腸症候群
- 消化管吻合不全
- 消化管通過障害による栄養障害
- 食欲不振・嘔吐などの消化器症状による栄養障害
- 嚥下運動障害を伴う消化管出血

2) 経口摂取が好ましくない場合

- 炎症性腸疾患（腹膜炎, クローン病など消化管の炎症性疾患）
- 重症下痢症, 急性膵臓炎
- 広範囲熱傷, 多発性外傷急性期
- 疾患の代謝特異性を応用する場合（肝性脳症, 腎不全など）

3) 適応でない場合

- 消化管機能が保たれているとき
- がん終末期
- 老人性脳障害
- 敗血症
- 神経・脳疾患による嚥下障害等

5-9-6　TPN の利点・欠点

TPN は，食事の経口摂取が困難あるいは不十分な患者に対して，生命維持に必要な糖質，アミノ酸，脂肪，ビタミンおよび微量元素を含んだ栄養液を中心静脈内に直接投与する療法である．

TPN の利点は，末梢静脈と比較し血管が太く血流量の多い中心静脈から投与することで，高濃度のブドウ糖が投与可能な点である．

TPN の欠点としては，感染症等の合併症の危険性があり経腸栄養法に比べ費用が高価なこと，長期間の使用では，腸粘膜の萎縮による免疫機能の低下などが起こりうることである．したがって，消化管が使用できる場合は，できる限り消化管を使用した栄養管理を行うことが理想である．

5-9-7　TPN 施用時の注意点

ビタミン B_1 の併用をせずに高カロリー輸液療法を施行すると重篤なアシドーシスが発生することがある．TPN 施用時は，ビタミン B_1 の併用が必須である．

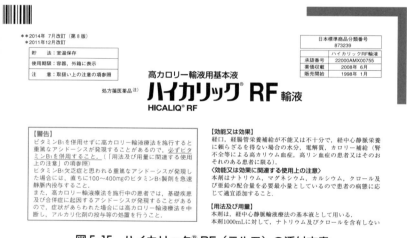

図5-15　ハイカリック® RF（テルモ）の添付文書

5-9-8　TPN で使用される製剤

TPN には高濃度ブドウ糖とアミノ酸，総合ビタミン，微量元素，そのほか必要に応じて各種電解質（Na，K，Ca，Mg，P など）が混合して用いられる．

TPN 用基本液の組成や腎不全用，肝不全用などのアミノ酸製剤の組成の違い，脂肪乳剤の組成および投与法など理解したうえで病態に応じて使い分ける．

調製上，衛生的かつ簡便な製剤である糖とアミノ酸のダブルバッグ製剤やさらにそこに総合ビタミンや微量元素，あるいは脂肪乳剤が加わったキット製品が各種使用されている．

（1）高カロリー輸液基本液

1）TPN 用基本液
- ハイカリック®：亜鉛を配合し Na と Cl を含まない製剤
- ハイカリック®RF：K を含まず，糖濃度を上げた製剤

2）TPN 用キット製品
- フルカリック®：糖とアミノ酸，総合ビタミン配合のダブルバッグ製剤
- ピーエヌツイン®：糖とアミノ酸のダブルバッグ製剤
- エルネオパ®：糖とアミノ酸，総合ビタミンに加えて，微量元素（亜鉛，鉄，銅，マンガン，ヨウ素）を配合したダブルバッグ製剤
- ミキシッド®：糖とアミノ酸，脂肪乳剤配合のダブルバッグ製剤

3）高濃度アミノ酸製剤
- プロテアミン®12，モリプロン®F：FAO/WHO 基準，分岐鎖アミノ酸含有率が約 20％と低い．プロテアミン®12 は Na，Cl が 150 mEq/L と高い．
- アミパレン®，アミゼット®B：TEO 基準，アミゼット®B は Na，Cl を含まず，アミパレン®も Na 2 mEq/L と少なく，Cl は含まないため，電解質の調整がしやすい．
- プレアミン®P：小児用
- キドミン®，ネオアミユー®：腎不全用
- アミノレバン®，モリヘパミン®：肝不全用

4）脂肪乳剤
- イントラリポス®：効率のよいエネルギー源
　　　　　　　　　　必須脂肪酸の補給
- ＊投与上の注意（投与速度が速いと静脈炎や発熱などの急性症状が発現．感染に対する配慮が必要）

5-9-9　経腸栄養法

経腸栄養（EN：enteral nutrition）は，身体に必要な糖質，タンパク質，脂質，電解質，ビタミンおよび微量元素などを経腸的に投与する方法である．

1）経腸栄養の投与経路
経腸栄養には，鼻からチューブを胃あるいは十二指腸まで挿入する経鼻法と，腹部につくった小さな穴（瘻孔）にチューブを通して栄養剤を注入する経瘻孔法がある．経瘻孔法には胃瘻ルートと腸瘻ルートがある．

一般に，短期間の栄養管理には経鼻法が選択され長期（4 週間以上を目安）にわたると予想される場合は経瘻孔法が選択される．経鼻法は比較的簡便な方法だが，異物感や咽頭痛等があり，

寝たきりの患者の場合，誤嚥性肺炎が起こりやすくなる．最近は，在宅管理にも適した胃瘻法のPEG（percutaneous endoscopic gastrostomy）が普及しており，患者のQOLの向上が図れるなどの利点がある．

5-10 抗悪性腫瘍剤の混合調製の実践*

5-10-1 抗悪性腫瘍剤を取り扱ううえでの留意事項

抗悪性腫瘍剤は，不適切な取り扱いにより医療者の健康にも影響を及ぼすおそれがある薬剤でハザーダスドラッグ（HD）と呼ばれる．

調製時には薬剤ごとの特性を熟知し，調製者および周囲への曝露防止に努める．また，投与にあたっては，適切な投与方法と支持療法を実施する必要があるため，調製時にも十分な確認を行う．

1）曝露対策
① 十分な装備・設備
　個人防護具（PPE：personal protective equipment）：手袋（二重），マスク，帽子，ガウン，保護メガネ（ゴーグル，フェイスシールドなど），安全キャビネット，吸水シート

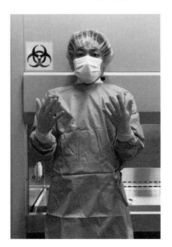

図 5-16　個人防護具

② アンプル製品の取り扱い
　ガラス片，ガラスによる怪我に注意
③ バイアル製品の取り扱い
　コアリングに注意，陰圧操作（エアロゾル化防止）

---

*本項目は調製者および周囲への曝露の危険があるため指導薬剤師の立会いの下，細心の注意を払って実践する．

④ 適正なシリンジ・注射針の選択による薬剤の計量

　シリンジ（ルアーロック式），シリンジ注射針の選択

⑤ 閉鎖式薬物移送システム（CSTD：closed system drug transfer device）の使用

　例）BD ファシール™，TEVADAPTOR® など

2) 調製・投与方法（ルート，速度）

① 調製時に注意が必要な薬剤

　溶解液の指定や溶解方法が規定されている薬剤，溶解濃度や希釈後の濃度に規定がある薬剤などがある．

　　例）トラスツズマブ：添付の日局注射用水 7.2 mL で溶解しトラスツズマブ 21 mg/mL の濃度とした後，必要量を注射筒で抜き取り，直ちに日局生理食塩液 250 mL に希釈する（注射用水で溶解後，5% ブドウ糖溶液で希釈したところ，タンパク凝集がみられた）．

② 調製後の安定性

　　例）メルファラン：溶解後は安定性が低下するので速やかに使用し，室温においては少なくとも調製から 1.5 時間以内に投与を終了すること．

　　　ベンダムスチン：調製後は 3 時間以内に投与を終了すること．

③ 専用の点滴ルートの使用が必要な薬剤

　　例）パクリタキセル：0.22 ミクロン以下のメンブランフィルターを用いたインラインフィルターを通して投与すること．可塑剤として DEHP〔di-(2-ethylhexyl)phthalate：フタル酸ジ-(2-エチルヘキシル)〕を含有しているものの使用を避けること．

④ 投与速度・時間が決められている薬剤

　　例）ペルツズマブ：初回投与時には，60 分かけて点滴静注する．初回投与の忍容性が良好であれば，2 回目以降の投与時間は 30 分まで短縮できる．

　　　トラスツズマブ：初回投与時には，90 分以上かけて点滴静注する．初回投与の忍容性が良好であれば，2 回目以降の投与時間は 30 分まで短縮できる．

3) 廃棄方法

　現在，HD の廃棄処理に関する法規制は存在しない．環境省大臣官房廃棄物・リサイクル対策部作成の「廃棄物処理法に基づく感染性廃棄物処理マニュアル」では，他の感染性廃棄物と同等の取り扱いをすることになっている．

　米国においては，HD による環境汚染防止や廃棄物処理に関わる人々への曝露防止を確実にするため，明確に分別されている．

〈参考資料〉

　1）日本がん看護学会／日本臨床腫瘍学会／日本臨床腫瘍薬学会編集（2015）がん薬物療法における曝露対策合同ガイドライン 2015 年版

4) 汚染時の対応

　薬剤がこぼれた場合は施設の手順書に則り適切に対処し，皮膚への付着，目に入った場合，針

刺しなどの際には以下のような対応をとる.

① HD がこぼれたときの対応

　　各施設は，HD のこぼれ予防について指針や管理体制を含む手順書を作成する.

　　HD がこぼれた際は，適切な PPE を装着し，それ以上汚染が広がらないよう，速やかに処理をする.

② 職員が HD に汚染したときの対応

　　各施設は，職員が業務上，HD の汚染を受けた場合の指針や管理体制を含む手順を文書化し，職員に周知しておかなくてはならない.

　　職員が HD に汚染した場合，汚染を拡大しないように注意しながら，適切な処理を行う（皮膚：石けんと水でよく洗浄，目に入った：水または等張性洗眼液または 0.9% NaCl で少なくとも 15 分間すすぐ）. 施設の指針に従い，速やかに受診する.

5) 薬剤の血管外漏出時の対応

　点滴時の血管外漏出により，発赤，腫脹，痛みなどを伴う皮膚障害を生じ，薬剤によっては潰瘍形成や皮膚壊死に移行することがある. 抗悪性腫瘍剤障害度分類により起壊死性，炎症性，非炎症性に分けられる. 漏出時の対処法は，ステロイドの局所投与，外用処置，冷却または加温など薬剤の特性に応じて異なる.

6) 副作用とその予防

　薬剤により副作用予防のための前投薬，支持療法が原則用いられる. 使用される薬剤，投与量，投与のタイミング，理由を含めて理解し，処方漏れのないように調製時にも再度確認しておく必要がある.

① 前投薬が必要な薬剤

　例）リツキシマブ：抗ヒスタミン剤，解熱鎮痛剤など

　　　パクリタキセル：デキサメタゾンリン酸エステルナトリウム注射液，ジフェンヒドラミン塩酸塩錠，ラニチジン塩酸塩注射液または注射用ファモチジン

② 支持療法が必要な薬剤

　催吐性リスク分類に合わせた制吐薬など

5-10-2　安全キャビネット

(1) 安全キャビネットの特徴と種類

　安全キャビネットは，基本構造上クラス I，II，III に分類される. 構造上の特徴として，エアーバリアによりキャビネット内の空気が外部へ流れ出るのを遮断するとともに，HEPA フィルターを通して空気ろ過を行っている. 作業空間は陰圧となる一方で，高い清浄度（空気清浄度クラス 100）を維持することができ，調製者の被曝防止，外部環境への汚染防止が可能である. 抗悪性腫瘍剤の混合調製にはクラス II B のものが望ましい.

　クラス I：作業者への被曝・感染防止の性能は良好だが，構造上キャビネット内には外部微生

物が混入するので，無菌操作を必要としない作業に適している．
- クラスⅡ：作業者への被曝および感染防止とキャビネット内の高清浄度の性能を併せ持ち，無菌操作を行えるので，利用範囲が広い．
- クラスⅡA：汚染された空気の約30%がHEPAフィルターでろ過され室内へ，残りの70%はろ過されて作業領域へ戻る．
- クラスⅡB：HEPAフィルターでろ過した空気を排気装置により屋外へ排気する．約70%がろ過された後，外へ排出され，残りの30%がろ過されて作業領域へ再循環する．
- クラスⅢ：最高危険度の生物材料を取り扱うことが可能で，信頼性が最も高い．ただし，密閉型のため操作性はかなり制限される．

(2) 安全キャビネットの使用方法

1日の作業を始める前に安全キャビネット作動確認後，無菌性確保を目的に内部を消毒用アルコールで清拭し，作業環境を整える．調製時は，キャビネット内の気流を乱さないために，通気孔をふさがないよう注意し，前面開口部より腕のみを入れ，キャビネット中央部の作業用シート上で調製作業を行う．作業終了後は，内部を十分に水拭きする．汚染がみられる場合は，汚染の状況や薬剤の種類により2%次亜塩素酸ナトリウムおよび1%チオ硫酸ナトリウムを使用することも考慮する．これらの薬剤の使用が困難な際でも，アルコールによる清掃は避け，水拭きを繰り返し行う．

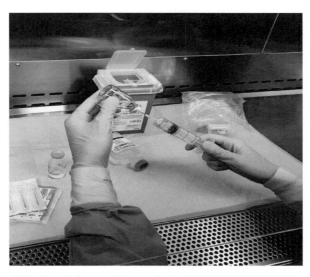

図 5-17　安全キャビネット内での抗悪性腫瘍剤調製風景

5-11 調製マニュアル（例）

5-11-1 TPN 調製マニュアル

① （クリーンルームがある場合）入室の準備を行う.

衛生的手洗い，無塵衣・マスク・帽子の着用など．エアシャワー後，クリーンルームに入室する.

② 調製はクリーンベンチを使用する.

クリーンベンチは作業の 10 分以上前に送風開始し，消毒用エタノールで清拭，ベンチ内を安定させる．手指消毒後，パウダーフリーの手袋を装着する.

③ 調製に必要な器具や薬剤は，消毒用エタノールを噴霧し，ベンチ内に入れる.

④ 注射処方箋，準備した薬剤，ラベルが正しいことを確認し，調製を開始する.

 ・調製にフードより 10 cm 以上内側で行う
 ・アンプルカットには消毒用エタノール綿を使用し適切にカットする
 ・バイアル，輸液のゴム栓部分は消毒用エタノール綿で清拭する
 ・ガラス片，コアリング，針刺しなどに注意する

⑤ ごみの分別は徹底する.

⑥ 調製後，輸液の針刺し部分を消毒用エタノール綿で清拭．専用のキャップをする．該当キャップがない場合は，輸液用シールなどで覆う.

⑦ 監査者はラベルが正しいこと，ラベルの内容と輸液・薬剤が正しく混合されていること，異物がないことなどを確認する．監査終了後，遮光袋に入れ，注射処方箋に押印する.

⑧ 調製終了後，クリーンベンチを清拭する.

5-11-2 抗悪性腫瘍剤調製マニュアル

① クラスⅡB 安全キャビネットを使用する.

② 気流の安定および殺菌灯の照射後，消毒用エタノールで清拭する.

③ キャビネット内に作業用シート（吸水シート）を敷く.

④ 衛生的手洗い，手指消毒後，個人防護具（PPE）を着用する.

調製時の手袋は二重（長手袋と短手袋）に着用し，パウダーフリーの手袋を使用する.

⑤ 調製に必要な器具や薬剤は，消毒用エタノールを噴霧し，ベンチ内に入れる.

⑥ 注射処方箋，準備した薬剤，ラベルが正しいことを確認し，調製を開始する.

 ・調製にキャビネット中央部の作業用シート上で行う（調製時は，キャビネット内の気流を乱さないために，通気孔をふさがないよう注意する．）
 ・調製用のシリンジはルアーロック式を使用する
 ・アンプルカットには消毒用エタノール綿を使用し適切にカットする
 ・バイアル，輸液のゴム栓部分は消毒用エタノール綿で清拭する
 ・陰圧操作，ガラス片，コアリング，針刺しなどに注意する

- 調製中に手袋の汚染や破損が確認された場合は，直ちに新しい手袋に交換する．特に汚染がみられなくても，原則として30分に1回の交換が推奨される

⑦ ごみの分別は徹底する．

調製後の抗がん剤のアンプル，バイアル類は被曝防止の目的でチャック付きビニル袋に入れる．廃棄時にはしっかり封をして医療廃棄用ボックスに廃棄する．

使用済みの注射筒などの廃棄については，バイオコンパクトに入れ，医療廃棄用ボックスに廃棄する．

⑧ 調製後，輸液の針刺し部分を消毒用エタノール綿で清拭し，専用のキャップをする．該当キャップがない場合は，輸液用シールなどで覆う．払い出しが注射筒の場合はルアーキャップを用いる．

⑨ 監査者はラベルが正しいこと，ラベルの内容と輸液・抗がん剤が正しく混合されていること，異物がないことなどを確認する．監査終了後，注射処方箋に押印する．

⑩ 調製終了後，キャビネット内を十分に水拭きする．汚染の状況に応じて，2％次亜塩素酸ナトリウムおよび1％チオ硫酸ナトリウムを用いて無毒化する．

⑪ 汚染に注意して手袋，ガウンなどのPPEを脱ぎ，廃棄する．PPEをはずす際は，表面が汚染しているという前提で，表面が直接皮膚に接触しないように注意してはずす．はずす順番は，外側手袋（キャビネット内で），保護メガネ，ガウン，帽子，マスク，内手袋とする．適切に廃棄後，手洗い，うがいを入念に実施する．

〈参考資料〉

1）日本病院薬剤師会監修（2014）抗悪性腫瘍剤の院内取扱い指針　抗がん薬調製マニュアル　第3版，じほう

2）日本がん看護学会，日本臨床腫瘍学会，日本臨床腫瘍薬学会編集（2015）がん薬物療法における曝露対策合同ガイドライン　2015年版，金原出版

3）日本がん看護学会監修（2016）見てわかるがん薬物療法における曝露対策，医学書院

5-12 パージェタ®・ハーセプチン®・タキソテール®の調製方法

　各薬剤の実際の調製方法は，添付文書や適正使用ガイドなどに記載されている．次項より各薬剤の調製方法を製薬企業の資料より抜粋して紹介する．適切な治療や曝露防止には正しい調製が必須であり，調製ミスは経済的に大きな損失にもつながるため，調製方法を熟知したうえで実践する．

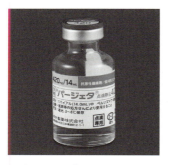
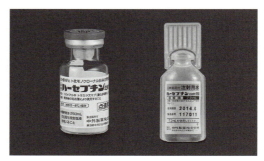

図 5-18　パージェタ®点滴静注 420 mg/14 mL（左），ハーセプチン®注射用 150（右）（中外製薬）

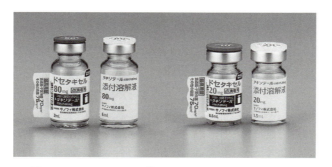

図 5-19　タキソテール® 80 mg・20 mg（サノフィ）

5-12-1　パージェタ®点滴静注 420 mg/14 mL 調製方法

調製時には，必ず日局生理食塩液を使用してください．

① バイアルから必要な投与量（14mL）を注射筒で抜き取ります．
② 日局生理食塩液 250mL に添加し*，静かに転倒混和してください．
　● 用時調製してください．
　● 日局生理食塩液以外は使用しないでください．
③ 調製後は，速やかに使用してください．

＊なお，初回投与時はバイアル 2 本からそれぞれ 14mL を抜き取り，1 個の日局生理食塩液 250mL バックに注入・混和してください．

図 5-20　パージェタ®点滴静注 420 mg/14 mL の調製方法
（中外製薬）

5-12-2　ハーセプチン® 注射用 60・150 の調製方法

●調製方法

ハーセプチンの調製は、添付の日局注射用水で溶解後、日局生理食塩液250mLに希釈しご使用ください。

❶ ハーセプチン注射用150または注射用60、溶解液を必要数準備します。

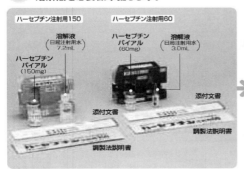

製品の箱の中には、ハーセプチン注射用1バイアル、溶解液(日局注射用水)、添付文書、調製法説明書が入っています。別途、希釈液として日局生理食塩液250mLを用意します。

❷ 添付の溶解液（ハーセプチン注射用150の場合は7.2mL、ハーセプチン注射用60の場合は3.0mL）を抜き取りバイアルに注入します。

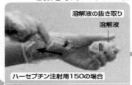
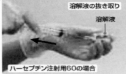
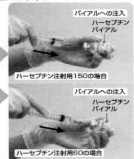

溶解液(日局注射用水)のアンプルは、ハーセプチン注射用150とハーセプチン注射用60で形状が異なりますので、注意してください。ハーセプチン注射用150の場合は7.2mL、ハーセプチン注射用60の場合は3.0mLを添付の溶解液(日局注射用水)から抜き取ります。

バイアルの壁を伝うようにして静かにゆっくり注入してください。勢いよく注入すると泡立ちやすくなります。1バイアルにつき、1本の溶解液を使用してください。(凍結乾燥製剤のためバイアル内は若干陰圧となっておりますので、吸引に注意してください。)

❸ 強く振らないように静かに回し、転倒混和します。泡が消えるまで数分間放置します。

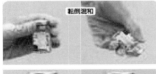
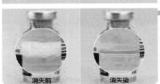

静かに転倒、あるいはバイアルを回すようにして混和します。次に行う正確な必要量の抜き取りのために、ほぼ泡が消えるまで数分間放置します。溶液は1mL中に21mgのトラスツズマブを含有しています。

❹ 換算式により必要量を抜き取ります。

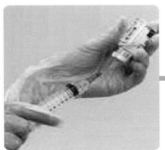

あらかじめ換算式により算出しておいた量を注射器で正確にゆっくり抜き取ります。投与量により2バイアル以上必要な場合には特に注意してください。

❺ 希釈液に均一になるように注入してください。

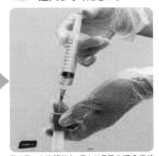

抜き取った溶解液を、直ちに日局生理食塩液250mLにゆっくり注入し、希釈します。
2バイアル以上を用いた場合にも、1本の希釈液に注入します。
※日局生理食塩液以外は使用しないでください。

＜ハーセプチン注射用の保存＞
※ハーセプチン注射用は2℃から8℃の冷所保存が必要です。
◆投与時の注意
※他剤との混注をしないでください。
※ブドウ糖溶液との混合を避け、本剤とブドウ糖溶液の同じ点滴ラインを用いた同時投与は行わないでください(本剤と5％ブドウ糖溶液を混合した場合、蛋白凝集が起こります)。
※点滴静注のみとし、静脈内大量投与、急速静注をしないでください。

監修：東海大学医学部 乳腺・内分泌外科
　　　教授　德田　裕

図 5-21　ハーセプチン注射用 60・150 の調製方法
（中外製薬）

●必要抜き取り量

HER2過剰発現が確認された乳癌にはA法又はB法を使用する。

A法：通常、成人に対して1日1回、トラスツズマブ（遺伝子組換え）として初回投与時には4mg/kg（体重）を、 2回目以降は2mg/kgを90分以上かけて1週間間隔で点滴静注する。

《体重あたりの換算式》　　初回　　　抜き取り量（mL）＝ $\dfrac{体重(kg)×4(mg/kg)}{21(mg/mL)}$

　　　　　　　　　　　　　2回目以降　抜き取り量（mL）＝ $\dfrac{体重(kg)×2(mg/kg)}{21(mg/mL)}$

B法：通常、成人に対して1日1回、トラスツズマブ（遺伝子組換え）として初回投与時には8mg/kg（体重）を、 2回目以降は6mg/kgを90分以上かけて3週間間隔で点滴静注する。

《体重あたりの換算式》　　初回　　　抜き取り量（mL）＝ $\dfrac{体重(kg)×8(mg/kg)}{21(mg/mL)}$

　　　　　　　　　　　　　2回目以降　抜き取り量（mL）＝ $\dfrac{体重(kg)×6(mg/kg)}{21(mg/mL)}$

なお、初回投与の忍容性が良好であれば、2回目以降の投与時間は30分間まで短縮できる。

＜参考＞抜き取り量の目安、及び最も廃棄量の少ない、かつ薬価の安い組み合わせ

●A法（1週間間隔）

■ 溶解後バイアルからの抜き取り量（mL）の目安

体重（kg）	初回 抜き取り量（mL）	2回目以降 抜き取り量（mL）
35	6.7	3.3
40	7.6	3.8
45	8.6	4.3
50	9.5	4.8
55	10.5	5.2
60	11.4	5.7
65	12.4	6.2
70	13.3	6.7
75	14.3	7.1

■ 最も廃棄量の少ない、かつ薬価の安い組み合わせ

初回（4mg/kg）			2回目以降（2mg/kg）		
体重（kg）	150の バイアル数	60の バイアル数	体重（kg）	150の バイアル数	60の バイアル数
35〜39	1	0	35〜65	0	2
40〜49	0	3	66〜75	1	0
50〜55	1	1			
56〜65	0	4			
66〜71	1	2			
72〜75	2	0			

●B法（3週間間隔）

■ 溶解後バイアルからの抜き取り量（mL）の目安

体重（kg）	初回 抜き取り量（mL）	2回目以降 抜き取り量（mL）
35	13.3	10.0
40	15.2	11.4
45	17.1	12.9
50	19.0	14.3
55	21.0	15.7
60	22.9	17.1
65	24.8	18.6
70	26.7	20.0
75	28.6	21.4

■ 最も廃棄量の少ない、かつ薬価の安い組み合わせ

初回（8mg/kg）			2回目以降（6mg/kg）		
体重（kg）	150の バイアル数	60の バイアル数	体重（kg）	150の バイアル数	60の バイアル数
35	1	2	35〜36	1	1
36〜38	2	0	37〜43	0	4
39〜40	0	5	44〜47	1	2
41〜43	1	3	48〜51	2	0
44〜47	2	1	52〜54	0	5
48	0	6	55〜58	1	3
49〜52	1	4	59〜62	2	1
53〜55	2	2	63〜65	0	6
56〜57	0	7	66〜69	1	4
58	3	0	70〜73	2	2
59〜60	1	5	74〜75	0	7
61〜63	2	3			
64〜65	0	8			
66	3	1			
67〜68	1	6			
69〜71	2	4			
72〜73	0	9			
74	3	2			
75	1	7			

図 5-21　（つづき）

5-12-3 タキソテール® 点滴静注用 80 mg，20 mg の調製方法

タキソテール®点滴静注用80mg、20mg 調製方法

本剤は注射用**ドセタキセル**で、最高用量は食道癌・子宮体癌では**70mg/m²**、その他の癌腫では**75mg/m²**です。

調製法①　添付溶解液を使用する場合

本剤の添付溶解液にはエタノールが含まれているので、アルコールに過敏な患者には使用しないこと。投与前に必ず問診等を実施してアルコール過敏の有無を確認し、アルコールに過敏な患者へ投与する場合は、右記の方法（調製法②）で調製すること。

1. **タキソテール点滴静注用と添付溶解液（20mg製剤と80mg製剤）**
   タキソテール点滴静注用バイアル及び添付溶解液を用意する。
2. **調製用のシリンジとニードル**
   添付溶解液を全量抜き取るには、80mg製剤には10mLシリンジと18G〜22Gニードルが、20mg製剤には2.5mL〜5mLシリンジと21G〜23Gニードルが推奨される。
3. **添付溶解液の抜き取り**
   添付溶解液は、必ず全量（80mgバイアル：約7mL、20mgバイアル：約1.8mL）を抜き取り、タキソテール点滴静注用バイアルに注入する。抜き取る時は、バイアルを倒立させ斜めにし、バイアルの肩に溜めた溶解液を抜き取るようにする。

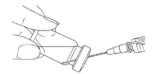

4. **プレミックス液（タキソテール点滴静注用と添付溶解液の混合液）の調製**
   添付溶解液を注入した後、直ちにタキソテール点滴静注用バイアルを澄明で均一になるまで、ゆっくりと泡立てないように転倒混和する（約45秒間）。

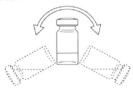

5. **プレミックス液の内容確認**
   タキソテール点滴静注用バイアルの混和が終わったら、溶液が澄明で均一に混和していることを確認後、ある程度泡が消えるまで数分間放置する。均一でない場合は、均一になるまで混和を繰り返す。
   このプレミックス液は、1mL中に10mgのドセタキセルを含有する。
6. **必要量の抜き取り**
   タキソテール点滴静注用の投与量に合わせ、必要量を注射筒で抜き取る。例えば、必要量が70mgのときには、プレミックス液を7mL抜き取る。
7. **点滴用ボトルへの注入**
   抜き取ったプレミックス液を250又は500mLの生理食塩液又は5％ブドウ糖液に混和する。（調製後は速やかに使用すること）

調製法②　添付溶解液を使用しない場合

アルコールに過敏な患者へ投与する場合は、下記の方法により調製すること。

1. **タキソテール点滴静注用（20mg製剤と80mg製剤）と調製用輸液**
   タキソテール点滴静注用バイアルと調製用の生理食塩液又は5％ブドウ糖液を用意する。
2. **生理食塩液又はブドウ糖液の注入**
   本剤は過量充填されているため、80mgバイアルには7mL、20mgバイアルには1.8mLの生理食塩液又は5％ブドウ糖液を用いて溶解する。
3. **プレミックス液（タキソテール点滴静注用と調製用輸液の混合液）の調製**
   タキソテール点滴静注用バイアルに生理食塩液又は5％ブドウ糖液を注入したら、直ちに激しく振り混ぜる。

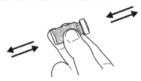

4. **プレミックス液の内容確認**
   タキソテール点滴静注用バイアルの混和が終わったら、ある程度泡が消えるまでバイアルを倒立させて放置（約10分間）し、溶液が澄明で均一に混和していることを確認する。均一でない場合（例えば、ゼリー様の塊が浮遊している場合など）、均一になるまで混和を繰り返す。
   このプレミックス液は、1mL中に10mgのドセタキセルを含有する。

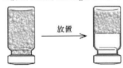

5. **必要量の抜き取り**
   タキソテール点滴静注用の投与量に合わせ、必要量を注射筒で抜き取る。例えば、必要量が70mgのときには、プレミックス液を7mL抜き取る。
6. **点滴用ボトルへの注入**
   抜き取ったプレミックス液を250又は500mLの生理食塩液又は5％ブドウ糖液に混和する。（調製後は速やかに使用すること）

調製時の注意事項：
1) プレミックス液調製後は速やかに輸液（生理食塩液又は5％ブドウ糖液）に混和すること。輸液と混和した後は速やかに使用すること。
2) 他剤との混注を行わないこと。
3) 本剤が皮膚に付着した場合には、直ちに石鹸及び多量の流水で洗い流すこと。また、粘膜に付着した場合には、直ちに多量の流水で洗い流すこと。

点滴投与時の留意事項：
エアー針をゴム栓に刺すとボトル内に気泡が発生することがあるので、エアー針はボトル上部に刺すこと。

図 5-22　タキソテール®点滴静注用の調製方法（サノフィ）

6章 医薬品管理

■ Mission
購入から供給までの医薬品の流れを見学し，医薬品管理業務の概要を理解して実践する．特別な配慮を要する医薬品（麻薬，向精神薬，特定生物由来製品など）の管理，供給，返納や廃棄について実習し，管理帳簿への記載やチェック方法などを実践する．また，回収や供給停止について各病院での事例を確認し，対応の必要性と方法を理解する．

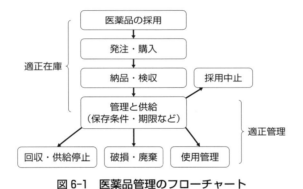

図 6-1 医薬品管理のフローチャート

　薬剤師には，薬剤部のみならず院内全体の医薬品の管理や取り扱いについて，医薬品管理者としての責任がある．そのため，医薬品の特性や関係法規を理解して，安定かつ適切に供給や使用後の管理を行う必要がある．したがって，医薬品の購入・納品など医薬品卸販売業者との関わりをはじめ，院内の他部門の医療スタッフや事務スタッフと連携を図っている．

6-1 医薬品の購入・在庫・供給

6-1-1 医薬品の採用・採用中止

　各医療機関において，薬剤業務の適正化を目的に薬事委員会（薬事審査委員会，薬品選定委員会など施設により名称は異なる）を設置し，医薬品の採用および採用中止について審議・決定を行っている．通常，薬剤部長，各診療部長，看護部長，事務部長などから構成され，薬剤部内に

事務局が置かれることが多い.

薬事委員会は定期的に開催され, 採用申請があった医薬品についての有効性, 安全性, 使いやすさ, 同効薬との比較, 価格, 安定供給などを検討し, 採用の有無を決定している. さらに, 採用品目が増えることを防ぐために診療上採用継続の必要性が低い医薬品の採用中止についても同時に審議している.

6-1-2 医薬品の購入方法

1) 発注方法

① 定点発注:医薬品の在庫量があらかじめ設定したレベル(発注点)以下になった時点で一定の量を発注する方式で, 適正な発注点を決めることがポイントになる.

② 定期発注:発注間隔を一定にして発注する方式で, 毎回発注量はその都度, 必要量を予測して決める. したがって発注量が毎回異なる.

③ 当用買い方式:必要に応じて必要量を購入する. 主として高額な医薬品, 稀用医薬品など, 常時在庫しない品目に用いる.

2) 発注時の注意点

使用実績, 有効期限, 在庫量, 保管スペースなどを考慮した発注量や発注頻度の設定が必要であり, 適正な在庫量を維持するために定期的な在庫数, 発注量, 発注頻度の見直しが必要である.

6-1-3 医薬品の納品・検収

検収とは, 医薬品卸販売業者より納品された医薬品を確認して, 受け取ることをいう. 検収時には発注控, 納品伝票, 商品を照らし合わせる. 医薬品の名称, 規格, 剤形のほか, 1箱中に梱包される包装単位が異なったり, 同一名の医薬品でもメーカーが異なることがあるため注意が必要である. また, 使用期限や外装の状態, 搬送中の保存状態(特に冷所管理の製品など)も点検する必要がある.

【検収時に確認する項目】
• 納品伝票の日付, 納品先
• 商品名, メーカー名, 規格, 剤形, 包装単位, 数量
• 製造年月日, ロット番号, 使用期限(有効期間)
• 外装の状態, 保存状態

6-1-4 医薬品の供給

医薬品の供給方法は, 患者個人セット渡し, 箱渡し, 定数配置, セット交換の4つに大別される.

1) 患者個人セット渡し:処方箋または指示書に基づいて医薬品を患者単位で供給する. 主に注射薬の供給に用いられる方法である(5-8 注射薬調剤の実践参照).

6 章 医薬品管理　　151

2）箱渡し：医薬品を購入単位の箱のまま供給する方法で，供給先からの請求も箱単位で行う．

3）定数配置：供給先ごとに定められた品目を供給先に一定数配置し，一定間隔ごとに使用した数だけ補給する．

4）セット交換：カートなどに供給先ごとに定められた品目と数量の医薬品を各々2セット以上用意して，1台を供給先に残りを薬剤部に置き，定期的にカートごと交換する．

6-1-5　医薬品の取り揃え

　医薬品の取り揃えとは，請求伝票に記載された医薬品名と規格・単位，数量を確認し，医薬品を取り揃える作業をいう．各部門で定数配置されている医薬品は，検査薬や処置薬など普段，処方箋の調剤などで触れることのない医薬品も多い．名称が類似した医薬品，あるいは同一商品名でも複数の規格がある医薬品や規格により適応の異なる医薬品があるため，請求先から判断して供給する製品の妥当性や数は適正か確認する必要がある．

6-1-6　同一商品名の医薬品に異なった規格があるものについて

　表6-1のように同一商品名の医薬品に異なった規格や適応症の異なる医薬品があるため，管理・供給の際にはきわめて注意が必要である．

表6-1　リドカイン製剤の様々な剤形と規格

商品名，適応症	製剤写真
静注用キシロカイン® 2% 　期外収縮（心室性，上室性），発作性頻拍（心室性，上室性） 　急性心筋梗塞時および手術に伴う心室性不整脈の予防	
キシロカイン® 注ポリアンプ 0.5% 　硬膜外麻酔，伝達麻酔，浸潤麻酔，上肢手術における静脈内区域麻酔	
キシロカイン® 注ポリアンプ 1%，2% 　硬膜外麻酔，伝達麻酔，浸潤麻酔，表面麻酔	
キシロカイン® 注シリンジ 0.5% 　硬膜外麻酔，伝達麻酔，浸潤麻酔	
キシロカイン® 注シリンジ 1% 　硬膜外麻酔，伝達麻酔，浸潤麻酔，表面麻酔	

表 6-1 （つづき）

キシロカイン® 注射液 0.5% 　硬膜外麻酔，伝達麻酔，浸潤麻酔	
キシロカイン® 注射液 1%，2% 　硬膜外麻酔，伝達麻酔，浸潤麻酔，表面麻酔	
キシロカイン® 注射液 0.5%エピレナミン（1：100,000）含有 　硬膜外麻酔，伝達麻酔，浸潤麻酔	
キシロカイン® 注射液 1%，2%エピレナミン（1：100,000）含有 　硬膜外麻酔，伝達麻酔，浸潤麻酔，表面麻酔	
キシロカイン® ビスカス 2% 　表面麻酔	
キシロカイン® ポンプスプレー 8% 　表面麻酔	
キシロカイン® 液「4%」 　表面麻酔	
キシロカイン® 点眼液 4% 　眼科領域における表面麻酔	

表6-1 （つづき）

| キシロカイン® ゼリー 2％
表面麻酔 | 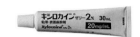 |

（アスペンジャパン）

6-1-7 医薬品の保存条件と使用期限の管理

（1）保存条件の管理

医薬品は，温度，湿度，光などの影響により安定性が損なわれたり，含量低下，外観の変化を生じることがあるため，貯法に留意する必要がある．

1）温度

高温条件下において，分解，溶解，着色などが起こる可能性がある．日本薬局方には「製剤は，別に規定するもののほか，室温で保存する」と記載されており，保管庫は常に1～30℃でなければならない．また，医薬品により2～8℃，10℃以下など規定されているものがある．

2）湿度

高湿度では吸湿し，変質する可能性がある．特に，散剤や漢方エキス顆粒製剤，アスパラ®カリウム錠，デパケン®錠，口腔内崩壊錠は注意が必要である．

3）光

散光下において分解や着色を起こすものがある．一般に，医薬品の品質に影響を及ぼす光は，290～450 nmの波長であり，直射日光だけでなく蛍光灯の光にも注意が必要である．

（2）使用期限の管理

個々の医薬品に規定された使用期限が，製品として保証された期間であり，使用期間内での使用が，患者に対する薬の投与上の品質を保証する．また，使用期限を管理することで病院内での消費管理がうまくいっているか判断する材料の1つとなる．

注射薬は，個々のアンプル・バイアルなどに使用期限が記載されているのに対して，内服薬は使用期限の記載は外箱のみで本体（PTP包装など）には記載されていなかった．最近になり，PTP包装に使用期限が印字される内服薬も出てきたが，切り離してしまうとわからなくなってしまうなどの課題もある．

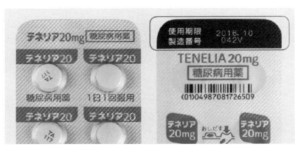

図 6-2　PTP シートに印字される使用期限
(テネリア®錠 20 mg，田辺三菱製薬)

　医薬品の使用期間は，添付文書には記載されていないことが多く，インタビューフォームを調べる必要がある．医薬品を採用する際にも，管理項目として確認しておく必要がある．

6-1-8　医薬品の適正在庫

　月末や年度末において医薬品の在庫数を数える棚卸しを行う．棚卸しの目的には，在庫量が適正であるかの確認や不良在庫（デッドストック）防止のほか，医薬品の使用期限の確認，不良品の発見なども含まれる重要な業務である．薬剤部以外の部門に定数配置している薬剤についても確認し，在庫数の見直しや在庫自体の必要性を検討する．

　機械的に定点発注や定期発注を繰り返していると，入庫・出庫情報の欠落などから帳簿上の理論在庫数と現場の実在庫数との間に乖離が生じることがある．これを定期的な棚卸しと出納簿のチェックにより回避している．

　一歩踏み込んで考えてみよう

　薬剤部内に保管されている医薬品のうちデッドストックとしてリストアップされる医薬品にはどのようなものがあるか．また，その後の対応・処理にはどのような方法があるか．
　医薬品には使用期限が設定されているが，調剤済後や使用開始後（開封後）においても同じ使用期限が適用されるか考えてみよう．

6-1-9　医薬品の破損・廃棄

　病院内で医薬品の破損・廃棄の原因は，落下や調剤（調製）ミスなどの破損，調製後の指示変更や変質，期限切れなどがある．病態の急な変化によるやむを得ない調製後の指示変更など避けられない場合もあるが，特に高額な医薬品は大きな損失につながるため運用面での工夫など対策を講じておく必要がある．不注意や調剤（調製）ミスによる破損や廃棄，医薬品の期限切れは，経済的損失を発生させる．そのため，調剤（調製）時の正確手技と細心の注意，そして適切な在庫管理によって，このような損失を最小限に抑えるよう努めなければならない．

一歩踏み込んで考えてみよう

　医薬品の破損・廃棄状況について確認し，その原因と対策にはどんなことがあるか調べてみよう．

6-1-10　医薬品の回収や供給停止への対応

　医薬品が何らかの理由により回収となった場合には，「医薬品，医療機器等の品質，有効性及び安全性の確保等に関する法律」第68条の9に示されるように，必要な措置を講じなければならない．

> 医薬品，医療機器等の品質，有効性及び安全性の確保等に関する法律（昭和35年法律第145号）
> 　（危害の防止）
> 第68条の9　医薬品，医薬部外品，化粧品，医療機器若しくは再生医療等製品の製造販売業者又は外国特例承認取得者は，その製造販売をし，又は第19条の2，第23条の2の17若しくは第23条の37の承認を受けた医薬品，医薬部外品，化粧品，医療機器又は再生医療等製品の使用によつて保健衛生上の危害が発生し，又は拡大するおそれがあることを知つたときは，これを防止するために廃棄，回収，販売の停止，情報の提供その他必要な措置を講じなければならない．
> 2　薬局開設者，病院，診療所若しくは飼育動物診療施設の開設者，医薬品，医薬部外品若しくは化粧品の販売業者，医療機器の販売業者，貸与業者若しくは修理業者，再生医療等製品の販売業者又は医師，歯科医師，薬剤師，獣医師その他の医薬関係者は，前項の規定により医薬品，医薬部外品，化粧品，医療機器若しくは再生医療等製品の製造販売業者又は外国特例承認取得者が行う必要な措置の実施に協力するよう努めなければならない．

　医薬品の回収には，回収される製品によりもたらされる健康への危険性の程度に応じて，クラス分類がされる．
- クラスⅠ：その製品の使用等が，重篤な健康被害または死亡の原因となりうる状況．
- クラスⅡ：その製品の使用等が，一時的なもしくは医学的に治癒可能な健康被害の原因となる可能性があるかまたは重篤な健康被害のおそれはまず考えられない状況．
- クラスⅢ：その製品の使用等が，健康被害の原因となるとはまず考えられない状況．

　また，回収情報が出た際には，以下の点について確認する．
- 回収対象医薬品が採用品であるか
- 該当ロットが納入されているか
- 病院内（薬剤部，外来診察室，病棟など）に在庫されているか

- 該当ロットが患者に投与されているか
- 回収対象医薬品によりもたらされる健康への危険性の程度
- 代替の医薬品が用意されているか

さらに回収対象医薬品が院内にある場合は，院内各部署への周知，交換，返品，記録などが必要となる．回収により当該医薬品の使用ができない場合，また製品の不具合や生産ラインのトラブルなどで供給停止の場合も迅速な対応が求められる．必要な医薬品が使えないというのは，患者の治療ができないということであり，状況によっては命に関わる．代替品として適した医薬品を選択し，速やかに確保することが重要である．

6-2 特別な配慮を要する医薬品

6-2-1 麻薬の取り扱いについて

麻薬の取り扱いは「麻薬及び向精神薬取締法」によって施用や管理について厳格に定められている．

(1) 麻薬の取り扱いに関する免許

1) 麻薬施用者免許

麻薬施用者とは，疾病の治療の目的で，業務上麻薬を施用し，もしくは施用のため交付し，または麻薬を記載した処方箋（以下「麻薬処方箋」という）を交付する者をいい，都道府県知事より麻薬施用者免許が与えられる．

2) 麻薬管理者免許

麻薬管理者とは，麻薬診療施設で施用され，または施用のため交付される麻薬を業務上管理する者をいい，都道府県知事より麻薬管理者免許が与えられる．2人以上の麻薬施用者が診療に従事する麻薬診療施設の開設者は，免許を受けた麻薬管理者1人を置かなければならない．この場合，麻薬施用者が麻薬管理者を兼ねてもよい．

(2) 麻薬の管理

1) 帳簿の記録

麻薬の譲受，施用，廃棄の際には，その品名，数量および年月日を記載する．帳簿は品名，剤形，規格別に作成する．麻薬の帳簿は最終の記載から2年間保存しなければならない．

2) 麻薬の譲受

麻薬の購入の際には，麻薬卸売販売業者立会いの下，麻薬と譲受証を同時交換する．このとき譲渡証を受領する．製剤は品名と数量，製品番号が譲渡証と一致していること，証紙により封かんされていることを確認して受領する．譲渡証は2年間保存しなければならない．

3）麻薬の譲渡

麻薬施用者が麻薬を施用し，または麻薬を施用のため交付する場合やそのほか特殊な場合を除き，麻薬診療施設の開設者は麻薬を譲り渡すことはできない．

4）麻薬の保管

施設内の鍵のかかる堅固な設備（簡単に移動できない金庫など，例：50 kg 以上の重量金庫）に保管し，出し入れの際を除き常に施錠しておく必要がある．また一般の医薬品（覚せい剤を除く）と一緒に保管することはできない．定期的に帳簿と在庫現品の数量を照合して在庫の確認を行う．

5）麻薬の調剤

麻薬を含む処方箋の調剤にあたっては，処方箋の記載内容の確認を行う（患者住所，麻薬施用者の氏名・押印・免許番号，麻薬診療施設の名称・所在地（院内処方箋の場合，患者住所，麻薬診療施設の名称・所在地は省略できる））．

6）麻薬の返納・廃棄

施用後の注射麻薬の残液，空アンプル，坐剤の使用残，使用済みのパッチ剤などは院内の規定に基づいて返納を受け付け，記録・廃棄する．返納された調剤済み残薬は，麻薬管理者が他の職員の立会いの下，回収困難な方法で廃棄を行い，帳簿に記載する．各薬剤の廃棄方法について

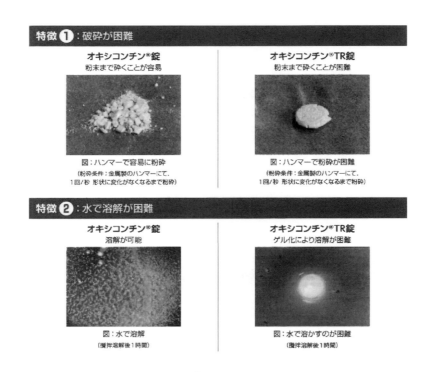

図 6-3　オキシコンチン® TR 錠の製剤特性（塩野義製薬）

は，東京都福祉保健局が作成している医療用麻薬廃棄方法推奨例一覧（平成 29 年 1 月）が参考になる．廃棄後，30 日以内に都道府県知事に調剤済麻薬廃棄届を提出する．麻薬注射剤の施用残液については廃棄届の提出は必要ないが，帳簿の該当する払い出し項目の備考欄に廃棄数量を記載する．在庫していて使用しなくなった麻薬を廃棄する際には，あらかじめ麻薬廃棄届を都道府県知事に提出し，麻薬取締員等の立会いの下に廃棄する．

例）オキシコンチン® TR 錠の廃棄について

乱用防止のため錠剤の強度を高くすることで粉末まで砕くことが困難な硬い製剤に設計されている．金属製のハンマーで叩いても，変形はしても砕けない．また，添加物であるポリエチレンオキシドは酸化エチレンの非イオン性ホモポリマーで，溶解するとゲル状になる特徴を有している．そのため，水に溶かそうとしてもゲル化するのみである．したがって，廃棄の際は，①錠剤を焼却する，あるいは，②粘着力の強いガムテープなどで錠剤を包み，錠剤がみえない状態にして，通常の医薬品と同様に廃棄する．

(3) 麻薬に関する届出

1) 調剤済麻薬廃棄届, 麻薬廃棄届

麻薬を廃棄する場合は，麻薬の品名，数量および廃棄の方法について，都道府県知事に「麻薬廃棄届」により届け出て，麻薬取締員等の立会いの下に行わなければならない．ただし，麻薬処方箋により調剤された麻薬（麻薬施用者自らが調剤した場合を含む）については，廃棄後 30 日以内に都道府県知事に「調剤済麻薬廃棄届」を届け出ることとされている．なお，注射剤および坐剤の施用残については，届け出る必要はない．麻薬貼付剤については，施用後（貼付途中で剥がれたものを含む）のものは通常の廃棄物として適切に処理する．

2) 麻薬事故届

麻薬管理者（麻薬管理者がいない麻薬診療施設においては麻薬施用者）は，管理している麻薬につき，滅失，盗取，破損，流失，所在不明，その他の事故が生じたときは，速やかにその麻薬の品名および数量その他事故の状況を明らかにするため必要な事項を，「麻薬事故届」により都道府県知事に届け出る．麻薬帳簿の備考欄にその旨を記載し，事故届の写しを保管しておく．なお，盗取の場合は警察にも届け出る．

3) 年間報告

前年の 10 月 1 日時点に保有していたすべての麻薬の品名・数量，前年 10 月 1 日からその年の 9 月 30 日までに譲受，施用，交付，廃棄した麻薬の品名・数量，その年の 9 月 30 日時点で保有しているすべての麻薬の品名・数量を麻薬年間届に記載し，都道府県知事に届けなければならない．

6-2-2 向精神薬の取り扱いについて

向精神薬は中枢神経に作用する薬物で，乱用により健康への危害や社会的弊害をもたらすおそ

6章 医薬品管理　159

れがあるもののうち，麻薬，覚せい剤，あへん，大麻を除くものをいう．その乱用の危険性等により第1種，第2種，第3種の3種類に分類される．

1）帳簿の記録

- 第1種，第2種向精神薬：譲受（患者等からの返納を除く），譲渡（処方箋に基づいて交付する場合を除く），廃棄についてその品名，数量，年月日，相手の氏名または名称，住所を帳簿に記録し，最終の記載から2年間保存しなければならない．
- 第3種向精神薬：記録の義務はないが，譲受に関して記録することが望ましい．

2）向精神薬の譲受

　向精神薬は，向精神薬卸売販売業者から譲り受けるほか，次の場合も譲り受けることができる．

- 同一法人の他の病院・診療所から譲り受ける場合（左記以外の場合は，各病院，診療所間の向精神薬の貸し借りはできない）
- 患者に交付したものの返却を受ける場合
- 臨床試験に用いる治験薬を，登録を受けた向精神薬試験研究施設から譲り受ける場合

3）向精神薬の譲渡

　向精神薬の譲り渡しは原則として患者に交付する場合に限られる．そのほか，次の場合も譲り渡すことができる．

- 向精神薬卸売販売業者に返品する場合
- 同一法人の他の病院・診療所に譲り渡す場合
- 治験薬を向精神薬試験研究施設またはその施設と同一法人の向精神薬卸売販売業者に戻す場合

4）向精神薬の保管

　施設内で業務に従事する者が実地に盗難防止に必要な注意をする場合を除いて，鍵のかかる設備内に保管する必要がある．

5）向精神薬の廃棄

　廃棄に際して届出の必要はないが，焼却や希釈など，回収困難な方法で廃棄し，第1種，第2種についてはその品名，数量を記録する．

6）向精神薬の事故届

　特定の数量以上の紛失，盗難などの事故が発生した場合，速やかに向精神薬事故届を都道府県知事に提出する．破損，汚染などによる事故の届出は必要ない．なお，盗難，詐取の場合は数量にかかわらず都道府県知事，警察に届け出る．

6-2-3　覚せい剤原料の取り扱いについて

　病院・診療所において取り扱う覚せい剤原料にはセレギリン，含有量10％を超えるエフェド

リンやメチルエフェドリンなどがあり，「覚せい剤取締法」により規制されている．

1）帳簿の記録

覚せい剤原料に関しては，帳簿の記載義務はないが，帳簿による管理が望ましい．

2）覚せい剤原料の譲受

覚せい剤原料の購入の際には，譲受証を交付し，譲渡証を受領する．製剤は品名と数量，製品番号が譲渡証と一致していることを確認して受領する．譲渡証は2年間保存しなければならない．また，患者や家族から，不用となった覚せい剤原料を譲り受けることはできない．

3）覚せい剤原料の保管

施設内の鍵をかけた場所において保管しなければならない．また，覚せい剤原料を麻薬とともに保管することはできない．

4）覚せい剤原料の廃棄

覚せい剤原料を廃棄する際には，あらかじめ覚せい剤原料廃棄届出書を都道府県知事に提出し，当該職員の立会いの下に廃棄する．

5）覚せい剤原料の事故届

減失，盗取，破損などの事故が発生した場合，その品名，数量，事故の状況などを速やかに都道府県知事に届け出る．また，盗取の場合には速やかに警察にも届け出る．

6-2-4　毒薬・劇薬の取り扱いについて

1）毒薬・劇薬の保管

一般の薬品と区別し，さらに毒薬は施錠できる戸棚などに保管する．表示について，毒薬は黒地に白枠，白字で品名と「毒」の文字，劇薬は白地に赤枠，赤字で品名と「劇」の文字が必要となる．

2）帳簿の記録

特に毒薬に関しては，適正に貯蔵，陳列，施錠の保管管理を行うとともに，帳簿などにより数量の管理を実施するよう指導されている．

6-2-5　特定生物由来製品などの取り扱いについて

1）特定生物由来製品の特徴

1．特定生物由来製品

生物由来製品のうち，販売し，賃貸し，または授与した後において当該生物由来製品による保健衛生上の危害の発生または拡大を防止するための措置を講ずることが必要なものであって，厚

生労働大臣が薬事・食品衛生審議会の意見を聴いて指定するものをいう.

　例）輸血用輸液製剤，人血漿分画製剤，人臓器抽出医薬品

　2．生物由来製品

　人その他の生物（植物を除く）の細胞，組織などに由来するものを原料または材料として製造（小分けを含む）をされる医薬品，医薬部外品，化粧品または医療用具のうち，保健衛生上特別の注意を要するものとして，厚生労働大臣が薬事・食品衛生審議会の意見を聴いて指定するものをいう.

　例）ワクチン，抗毒素，遺伝子組換えタンパク，培養細胞由来のタンパク，ヘパリン等の動物抽出成分

2）特定生物由来製品使用の対象者への説明

　疾患の治療，予防のために特定生物由来製品の使用が必要であること，安全対策は講じられているが，未知の病原体による潜在的な感染症の危険性を完全には排除できないこと，使用記録を保存すること，使用した製剤の汚染や感染症発症などが発覚した場合にその記録を製造業者などに提供する可能性があることなどを説明する．施設の基準に基づき，同意書などによる確認を行う.

3）特定生物由来製品使用に関する記録

　使用する特定生物由来製品の製品名，製造番号（ロット番号），使用量，使用日，患者氏名，住所を記録し，少なくとも20年間保存する（製造業者の製造および納入記録は30年間保存される）．なお，記録の保存を電子的に行う場合には，記録を改ざんできない状態でかつ，常に書面での記録の確認ができる状態であることが確保されている必要がある.

4）製造業者などへの情報の提供

　特定生物由来製品の使用により感染症が発生した場合などに，製造業者などから要請があった場合，危害の発生や拡大を防止するための措置を講じるために必要と認められ，また患者の利益になるときに限り，関係する記録を提供する必要がある.

6-2-6　その他特殊な管理を必要とする医薬品の取り扱いについて

1）プレグランディン® 腟坐剤（ゲメプロスト）

　母体保護法指定医のみに提供される，妊娠中期における治療的流産剤であり，多くの医療機関で薬剤師が保管，管理を行っている．施用明細書により購入量，施用量などを管理し，各年4月15日までに日本産婦人科医会支部に報告書を提出する.

2）ボトックス注（A型ボツリヌス毒素製剤）

　眼瞼痙攣，片側顔面痙攣，痙性斜頸，上肢痙縮，下肢痙縮，2歳以上の小児脳性麻痺患者における下肢痙縮に伴う尖足，重度の原発性腋窩多汗症に対しての治療薬として用いられる．使用にあたって，以下に示す特別な対応が必要となる.

・事前登録制による全例使用成績調査の実施

- 使用医師の限定（講習および実技セミナー参加医師のみ）
- 廃棄方法：残った薬液は，0.5％次亜塩素酸ナトリウム溶液を加えて失活させた後，密閉可能な廃棄袋または箱に廃棄する．また，薬液の触れた器具などは同様に0.5％次亜塩素酸ナトリウム溶液を加えて失活させた後，密閉可能な廃棄袋または箱に廃棄する．さらに，廃棄に関する記録を保管する必要がある．

3）その他

　施設によって，薬剤師は特殊な医薬品を取り扱うことがある．以下に，保管・管理に注意すべき医薬品と医薬品卸販売業者以外から供給される医薬品を示す．

- 危険物の保管・管理
- 放射性医薬品（RI）の管理
- 国有ワクチン
- 熱帯病治療薬など日本で未承認の薬剤

　グルコン酸キニーネ注射（重症マラリア），ピリメタミン錠（トキソプラズマ症），スルファジアジン錠（トキソプラズマ症），リン酸クロロキン錠（非熱帯熱マラリア）など

　これらは，国立国際医療研究センター国際感染症センター熱帯病治療薬研究班より入手する．

7章 医療安全管理

■ Mission

医療安全の取り組みを理解し,実践する.また,調剤過誤など薬剤師業務の中で起こりうる事例や誤投与など院内で起こりうる事例をあげ,その原因と対処法を考察する.

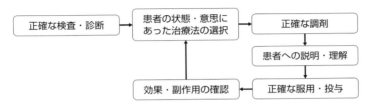

図7-1 医薬品安全管理のフローチャート

　医療において「安全」や「リスク」という言葉がよく使われる.「リスク」とは,ある目的に到達するうえで予期せず発生する危険のことを指す.医療行為において病気の治療が主たる目的であるが,その目的に到達する過程で医薬品の有害事象や調剤過誤の発生,病棟での転倒事故などの「リスク」に遭遇してしまうことがある.一連の医療行為の中で,常に存在するのは予期しえない「リスク」であり,そもそも「安全」は存在しないと考えるのが妥当である.医療にあたる者が,そこに潜む「リスク」を的確に予測し,確実に防止する努力をするのが安全管理である.図7-1に示す薬物治療における医薬品の適正使用のサイクルにおいても,1人では決して安心・安全な医療を達成できない.そこに関わる1人ひとりが力を合わせてつくり出す姿勢と安全文化の構築が何よりも重要である.

7-1 医薬品安全管理

7-1-1 医療安全管理体制

　病院などの管理者には,医薬品に係る安全管理のための体制を確保することが義務づけられている.
　平成12年4月1日から医療法施行規則により,

① 医療安全に関する指針の整備
② 医療事故等の報告体制
③ 医療安全委員会の設置
④ 職員研修の実施

が義務づけられた．また，平成15年4月1日からは，これらに加え，

⑤ 専任の安全管理者の配置
⑥ 医療安全管理担当部門の設置
⑦ 患者相談窓口の設置

が義務づけられた．

平成18年の医療法改正により医薬品の安全管理体制の強化が図られ以下のものが加えられた．
- 医療機関を統括して医療に係る安全管理を行う者の設置
- 医薬品安全管理責任者の配置
- 医薬品を安全に使用するための手順書の作成

医療安全管理室は，良質な医療を提供する体制の確立を図るために病院内の医療安全を俯瞰的に監視し，組織横断的活動を通して医療の安全を推進する役割を担っている．

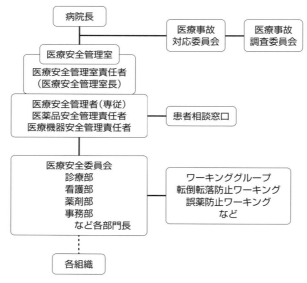

図7-2　病院における安全管理体制の例

(1) 医療安全管理者

医療安全管理者は医療機関を統括して医療に係る安全管理を行う専従の者であり，医師，歯科医師，薬剤師，看護師の資格を有する者である．病院全般に係る医療安全対策の立案，実行，評価および職員の研修を含め，医療安全管理のための組織横断的な活動を行う．医療安全管理者の役割として，以下にあげた体制の確保がある．

【医療の安全管理のための体制の確保】
- 医療に係る安全管理のための指針
- 医療に係る安全管理のための委員会
- 医療に係る安全管理のための職員研修
- 事故報告など医療に係る安全の確保を目的とした改善のための方策

(2) 医薬品安全管理責任者

医薬品安全管理責任者は，医薬品に関する十分な知識を有する常勤職員であり医師，歯科医師，薬剤師，看護師，助産師（助産所の場合），歯科衛生士（主として歯科医業を行う診療所に限る）のいずれかの資格を有する者と規定されている．

病院では，管理者との兼務は不可である．医薬品安全管理責任者は，病院管理者の指示のもと以下の業務を行う．

【医薬品の安全管理のための体制の確保】
- 医薬品の安全使用のための業務に関する手順書の作成
- 従業者に対する医薬品の安全使用のための研修の実施
- 医薬品の業務手順書に基づく業務の実施
- 医薬品の安全使用のために必要となる情報の収集，その他の医薬品の安全確保を目的とした改善のための方策の実施

(3) 医薬品の安全使用のための業務に関する手順書

「医薬品の安全使用のための業務に関する手順書」は，医薬品の取り扱いに係る業務の手順書を文書化したものである．各病院においては，これを作成し，当該手順書に基づいて業務を実施することが求められる．

手順書には，医療機関の規模や特徴に応じて，以下にあげる事項を含むものであるとされる．

① 医療機関で用いる医薬品の採用・購入に関する事項
② 医薬品の管理に関する事項（例：医薬品の保管場所，医薬品医療機器等法などの法令で適切な管理が求められている医薬品（麻薬・向精神薬・覚せい剤原料，毒薬・劇薬，特定生物由来製品など）の管理方法）
③ 患者に対する医薬品の投薬指示から調剤に関する事項（例：患者情報（服用歴，持参薬情報など）の収集，処方箋の記載事項，調剤方法，処方箋や調剤薬の監査方法）
④ 患者に対する与薬や服薬指導に関する事項
⑤ 医薬品の安全使用に係る情報の取り扱い（収集，提供など）に関する事項
⑥ 他施設（医療機関，薬局など）との連携に関する事項

7-1-2 ハインリッヒの法則

　重大な医療事故発生の裏側には，ヒヤリとしたり，ハッとしたりした事例（ヒヤリ・ハット事例）が多数存在している．ハインリッヒが提唱した「ハインリッヒの法則」によれば，1件の重大な事故の背景に，29件の軽微・中等度な事故があり，さらには事故に至らなかった300件のヒヤリ・ハットが存在する．日常的に起こりうる300件のヒヤリ・ハット事例を分析し，対策を講じることで重大な事故を未然に防ぐことが可能となる．人間による業務のエラーはゼロにはできない．しかしながら，運用の工夫や相互確認などによる連携により限りなくゼロに近づけることができる．

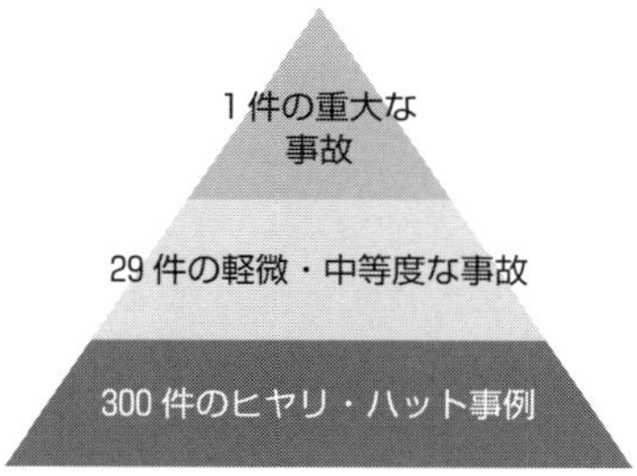

図 7-3　ハインリッヒの法則

7-1-3 薬剤に関連するエラー

　医療事故の中で「薬剤」に関連するものが約40％，「転倒・転落」によるものが約20％であり，「薬剤」の事故内容については，「数量間違い」，「投与忘れ」，「種類間違い」の順に多いと報告されている．以下にエラーが起こりうる状況ごとに，原因として考えられる要因を列挙する．

1) 処方時に起こりうるエラー
• 薬剤の知識不足（適応・禁忌など）
• 患者個別の要因を考慮しない（アレルギー，妊娠，併存疾患，併用薬など）
• 患者の間違い，用法・用量の間違い，投与時間・速度の間違い，薬剤の間違い，投与経路の間違い
• 不十分なコミュニケーション（書面，口頭）
• 指示や記録（読めない，不完全，曖昧）
• 電子処方利用時の不正確なデータ入力（重複，省略，数字間違い）

2) 調剤時に起こりうるエラー
① 計数調剤時のエラー
• 錠剤・カプセル剤などの計数間違い
• 処方された薬剤の調剤を一部忘れる
• 薬剤の規格取り違え　＊重大な健康被害のリスクあり
• 別の薬剤との取り違え　＊重大な健康被害のリスクあり

② 散薬の計量調剤時のエラー
- 秤量時の計算間違い　＊重大な健康被害のリスクあり
- 原薬量（成分量）と製剤量の間違い　＊重大な健康被害のリスクあり
- ストック瓶から装置瓶（散剤瓶）への充填エラー
  ＊白色の散剤が多いため事故後に発覚することとなり，被害が拡大する
- 分包量のバラツキ
- 異物混入（髪の毛や前に分包した際に分包機内に残っていた散剤など）

3）薬剤投与時に起こりうるエラー
- 患者の間違い
- 投与経路の間違い
- 投与時間の間違い
- 用量の間違い
- 薬剤の間違い
- 投与忘れ

7-1-4　エラーにつながる要因

　人間の脳における情報処理の過程で起こるミスによりエラーは発生する．これらは現場を取り巻く以下の様々な要因により引き起こされる．

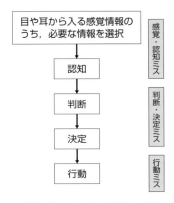

図7-4　脳における情報処理の過程とミス

1）職場の要因
- 安全文化の欠如
- スタッフの不足
- ルールの不備
- 教育や研修の問題

2）スタッフの要因

- 経験不足，知識不足
- 多忙な環境
- 多重業務
- 作業の中断
- 疲労，退屈，怠慢
- チェックおよびダブルチェックの習慣の欠如
- チームワークやスタッフ間でのコミュニケーションが不良
- ルールの不遵守

3）薬剤のデザイン

- 見た目や名前の似た薬剤
- 曖昧な表示

4）患者の要因

- 複数の薬剤を使用している患者
- 併存疾患がある患者（腎障害，妊娠など）
- 良好なコミュニケーションがとれない患者
- 複数の医師にかかっている患者
- 自身の薬剤使用において積極的な役割を果たしていない患者
- 小児や乳児（用量の計算が必要）

7-1-5 薬剤師の果たすリスクマネジメント

　薬剤部における調剤過誤には，紛らわしい薬品の氾濫，識別しにくい形態や包装などの外部要因によるもののほか，薬品棚の配置など薬剤部内部の要因によるものもある．患者が病院内で安全に，安心して薬物治療を受けられるよう薬剤師は常にリスクをマネジメントし，医薬品の適正使用に努めなくてはならない．以下に薬剤に関連するエラーの防止対策として代表的な例をあげる．

（1）薬剤に関するエラー防止対策

1）処方時のエラー防止対策

- 処方オーダリングシステムにおける処方チェック・エラー防止機能
- 医薬品単位で設定できる情報提供機能・警告機能
- 用量上限の設定
- 添付文書記載用量を超えると注意喚起
- 名称類似医薬品の誤選択回避のための「薬品名（薬効）」表示
  例）ノルバスク®（高血圧）　⇔　ノルバデックス®（乳がん）

- 投与日数の誤処方回避のための表示
    例）ボナロン®5 mg 錠 ⇔ ボナロン®35 mg 錠（週1回投与）
- 併用禁忌・アレルギー歴の設定
- 併用禁忌のオーダ不可
- 医師・診療科の限定が必要なオーダ登録
    例）コンサータ®錠，ノルスパン®テープ
- 間違えやすい薬剤やハイリスク薬の表示
    薬剤マスタ，実施指示書，ラベルなどに「！」や「★」マークの表示など

2）調剤時のエラー防止対策

- 整理整頓
- 調剤棚の配置の工夫
    複数規格，類似した名称・外観の薬剤は隣接する棚に置かない，識別しやすいように印をつける，あるいは採用しないなど

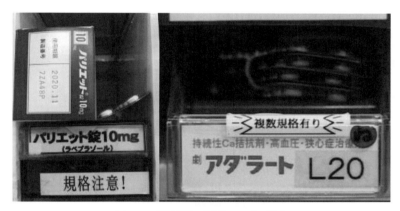

図 7-5　調剤棚の配置の工夫（例）

- 処方箋監査
    間違えやすいものに目印をつけるなど
- 医薬品名・剤形・規格と数量，説明書添付の再確認
- 窓口での薬剤交付
    患者氏名をフルネームで確認のほか，生年月日などの確認　＊相手に名乗らせて確認
- 患者および家族への教育
    調剤薬をみせて，必要な説明を行うことによる薬の確認と適正使用，副作用の早期発見
- 薬剤（散剤）充填，棚への補充
    別の薬剤師によるダブルチェック
- システム導入
    調剤支援システム同効薬重複チェックシステム
    散剤調剤監査システム

薬剤バーコード認証システム
・調剤自動化・調剤ロボット導入
注射薬セット自動化システム
散薬調剤ロボット
抗がん剤混合調製ロボット
全自動 PTP シート払出装置

3) その他

① 明確なコミュニケーションを行う
- はっきりと話す（復唱，確認をする）
- 単位まで正確に伝える，省略しない
- 読みやすい字ではっきりと書く
- 曖昧な表記は避ける

② チェックの習慣を身につける
- 常にチェックを行い，習慣化する
- 指さし呼称：棚から取るとき，薬袋に入れるとき（計量するとき），棚に戻すとき
- 6つの R のチェック（表7-1）
- 複数のスタッフ・職種によるチェック
- ダブルチェックのみえる化（記録）

＊コンピュータシステムにも人の目によるチェックが必要であることを忘れてはならない

表7-1　6つの R

· Right Purpose	正しい目的
· Right Drug	正しい薬剤
· Right Dose or Rate	正しい用量・速度
· Right Route	正しい経路
· Right Time	正しい時間
· Right Patient	正しい患者

7-1-6　重篤な副作用の回避

医薬品の中には，投与量や休薬期間，相互作用に注意が必要な薬剤のほか，特定の患者に投与禁忌であったり，注射の際の血管外漏出により皮膚障害を起こす薬剤など特に安全管理が必要な医薬品がある．また，重篤な副作用の回避のために，定期的な検査が必要な医薬品もあり，その薬理作用や用法・用量を理解するとともに，副作用の初期症状，検査所見などについて熟知しておく必要がある．

例）ユリノーム®錠（ベンズブロマロン）

劇症肝炎等の重篤な肝障害が主に投与開始6か月以内に発現し，死亡等の重篤な転帰に至る例も報告されているので，投与開始後少なくとも6か月間は必ず定期的に肝機能検査を行うこと．また，患者の状態を十分観察し，肝機能検査値の異常，黄疸が認められた場合には投与を中止

し，適切な処置を行うこと．

例）メルカゾール®錠（チアマゾール）

1．重篤な無顆粒球症が主に投与開始後2か月以内に発現し，死亡に至った症例も報告されている．少なくとも投与開始後2か月間は，原則として2週に1回，それ以降も定期的に白血球分画を含めた血液検査を実施し，顆粒球の減少傾向等の異常が認められた場合には，直ちに投与を中止し，適切な処置を行うこと．また，一度投与を中止して投与を再開する場合にも同様に注意すること．

2．本剤投与に先立ち，無顆粒球症等の副作用が発現する場合があることおよび血液検査が必要であることを患者に説明するとともに，下記について指導すること．

　　1）無顆粒球症の症状（咽頭痛，発熱等）があらわれた場合には，速やかに主治医に連絡すること．

　　2）少なくとも投与開始後2か月間は原則として2週に1回，定期的な血液検査を行う必要があるので，通院すること．

〈参考〉医薬品リスク管理計画RMP（4-1-3医薬品情報の収集の項参照）

　医薬品の安全性の確保を図るためには，開発の段階から市販後に至るまで常にリスクを適正に管理する方策を検討することが重要である．医薬品リスク管理計画（RMP：risk management plan）は，医薬品の開発から市販後まで一貫したリスク管理を1つの文書にわかりやすくまとめ，独立行政法人医薬品医療機器総合機構のwebサイトで公開されている．

　この指針の活用により医薬品の開発段階，承認審査時から製造販売後のすべての期間において，ベネフィットとリスクの評価・見直しが行われ，これまで以上により明確な見通しを持った製造販売後の安全対策の実施が可能となることを目的としている．

7-1-7 ハイリスク薬の確認

　医薬品の中には，「ハイリスク薬」と呼ばれる投与エラーにより重篤な症状をもたらす可能性がある薬剤がある．抗悪性腫瘍剤，免疫抑制剤，血液凝固阻止剤，糖尿病用剤などの薬剤がこれにあたる．これらの薬剤に対しては明確に定義して職員に周知し，特段のチェック体制をシステム化してエラー防止に努めなければならない．したがって，重篤な副作用の回避のために，定期的な検査が必要な医薬品や特別な注意が必要なハイリスク薬について理解するとともに，副作用の初期症状，検査所見などについて熟知しておく必要がある．適正な薬学的管理には日本病院薬剤師会が作成しているハイリスク薬に関する業務ガイドライン（Ver.2.2）や成書を参考にされたい．

　厚生労働科学研究「医薬品の安全使用のための業務手順書」作成マニュアルにおいて，「ハイリスク薬」とされているものは以下のとおりである．

① 投与量等に注意が必要な医薬品

② 休薬期間の設けられている医薬品や服用管理が必要な医薬品

③ 併用禁忌や多くの薬剤と相互作用に注意を要する医薬品

④ 特定の疾病や妊婦等に禁忌である医薬品

⑤ 重篤な副作用回避のために，定期的検査が必要な医薬品

⑥ 心停止等に注意が必要な医薬品

⑦ 呼吸抑制に注意が必要な注射剤

⑧ 投与量が単位（unit）で設定されている注射剤

⑨ 漏出により皮膚障害を起こす注射剤

7-1-8 過去の教訓

　どこかで発生した過誤は，いつでも誰にでも起こしうる過誤である．起きた事例を忘れること
なく2度と繰り返さぬように教訓として認識しておくことが重要である．

(1) 名称の類似した医薬品

　医薬品の名称が類似しているため，処方入力間違いや調剤時の薬剤の取り違え事例が後を絶た
ない．以下の薬剤は実際に処方入力時あるいは調剤時に取り違えが生じた薬剤の一例である．各
医療機関における採用医薬品の再確認などが求められている．

例）タキソール® とタキソテール® の事例

　非小細胞肺がんで入院していた60歳代の女性に抗がん剤の「タキソール®」を投与すべきと
ころ，間違って「タキソテール®」を投与．患者はこの誤投与から26日後に急激に全身状態が
悪化し，死亡した．タキサン系抗がん剤にはタキソール®（パクリタキセル），タキソテール®
（ドセタキセル水和物）という名称の類似した医薬品が存在する．両薬剤ともに乳がん，非小細
胞肺がんなどに適応がある．投与量の上限が，タキソール® は $210\,\text{mg/m}^2$ であるのに対して，
タキソテール® は $70\,\text{mg/m}^2$ である．したがって，上記のような事例では，タキソテール® が通
常の3倍量投与されることとなり致命的な結果を招くおそれがある．過去の事例を受けて，現在
では多くの医療機関で取り違え防止のために処方選択時に名称および投与量についての注意喚起
を表示させたり，処方に一般名/販売名を併記するなどの対策をとっている．また，販売各社も
外箱やバイアルのラベルに一般名を販売名より大きく表示するといった対応を行っている．

例）ノルバスク® とノルバデックス® の事例

　高血圧治療で通院していた70歳代の女性に，外来を臨時に担当した医師Aは前医の紹介状に
基づき降圧剤「ノルバスク® 錠5 mg」を処方しようとしたが，誤って「ノルバデックス® 錠20
mg」を1週間分処方した．以後，医師B（主治医）はノルバデックス® が前医で追加処方され
たものと思い込み，11か月にわたり誤処方を継続した．

　本来処方されるべきノルバスク® の処方量は通常2.5〜5 mgであるのに対して，実際に処方さ
れたノルバデックス® は20 mgであり，薬剤名，薬剤量から考えると，本来は起こりえない誤処
方である．しかしながら，医師Aが最初に誤処方した日は外来および病棟業務が多忙で，ノル
バデックス® がノルバスク® の後発薬品と思い込み，薬効および用量の確認を怠った．また，医
師B（主治医）もノルバデックス® が前医で追加処方されたものと勘違いし，前医の紹介状を改

表 7-2 名称の類似した医薬品

アクトス®	ピオグリタゾン：インスリン抵抗性改善剤	アクトネル®	リセドロン酸：骨粗しょう症治療剤
アスペノン®	アプリンジン：不整脈治療剤	アスベリン®	チペピジンヒベンズ酸塩：鎮咳剤
アマリール®	グリメピリド：SU 剤	アルマール®	アロチノロール：高血圧・狭心症・不整脈治療薬 2013 年 4 月～『アロチノロール塩酸塩錠』
エクセグラン®	ゾニサミド：抗てんかん薬	エクセラーゼ®	プロクターゼなど合剤：健胃消化薬
ガスコン®	ジメチコン：消化管内ガス駆除剤	ガスモチン®	モサプリド：消化管運動機能改善剤
グリミクロン®	グリクラジド：SU 剤	グリチロン®	グリチルリチン酸：肝臓疾患用剤，アレルギー用剤
サクシン®	スキサメトニウム塩化物水和物：筋弛緩薬 2009 年 7 月～『スキサメトニウム塩化物注射液』	サクシゾン®	ヒドロコルチゾンコハク酸エステル Na：副腎皮質ホルモン薬
タキソテール®	ドセタキセル：抗腫瘍薬	タキソール®	パクリタキセル：抗腫瘍薬
タケルダ®	アスピリン/ランソプラゾール配合錠	タケキャブ®	ボノプラザン：消化性潰瘍治療薬
テオドール®	テオフィリン：キサンチン系気管支拡張剤	テグレトール®	カルバマゼピン：向精神作用性てんかん治療剤・躁状態治療剤
トラムセット®	トラマドール/アセトアミノフェン配合錠：慢性疼痛/抜歯後疼痛治療剤	トラゼンタ®	リナグリプチン：胆汁排泄型選択的 DPP-4 阻害剤
ノイロビタン®	複合ビタミン剤	ノイロトロピン®	ワクシニアウイルス接種家兎炎症皮膚抽出液含有製剤：神経・免疫調整薬
ノルバスク®	アムロジピン：持続性 Ca 拮抗剤	ノルバデックス®	タモキシフェン：抗乳がん剤
プロタノール®	イソプレナリン：心機能・組織循環促進剤	プロスタール®	クロルマジノン：前立腺肥大症・がん治療剤
マイスリー®	ゾルピデム：睡眠導入剤	マイスタン®	クロバザム：抗てんかん剤
ムコソルバン®	アンブロキソール：気道潤滑去痰剤	ムコスタ®	レバミピド：胃炎・胃潰瘍治療剤

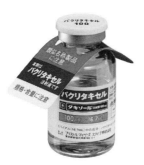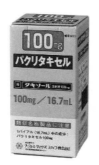

（タキソール®注射液 100 mg，ブリストル・マイヤーズ・スクイブ）

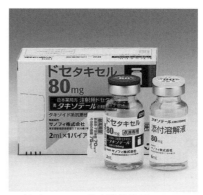

（タキソテール®点滴静注用 80 mg，サノフィ）

図 7-6 「タキソール®」と「タキソテール®」

めて確認することなく，誤処方を継続した．当該施設の医事システムにおける処方薬剤の検索は
3文字検索となっており，「ノルバ」と入力するとノルバデックス®しか表示されず，抗悪性腫
瘍剤であることの警告もなかった．

医療関係者各位

「ノルバデックス®」と「ノルバスク®」の
販売名類似による取り違え注意のお願い

2017年5月
アストラゼネカ株式会社
ファイザー株式会社

謹啓　時下ますますご清祥の段、お慶び申し上げます。
　　また平素は格別のご高配を賜り、厚く御礼申し上げます。
　　さて、「ノルバデックス（タモキシフェンクエン酸塩）：抗乳癌剤」を製造販売するアストラゼネカ株
式会社と「ノルバスク（アムロジピンベシル酸塩）：高血圧症・狭心症治療薬／持続性Ca拮抗薬」を製
造販売するファイザー株式会社では、2010年から両薬剤の選択ミスによる医療事故の防止、並びに医療
現場の安全性を高める目的で、以下の情報等を共有させていただいております。

●処方オーダシステムでの選択ミス

●調剤時の薬剤取り違え

　　これまでも、各医療機関には処方オーダシステムの導入をご依頼させていただいておりますが、既に
取り違え対策を導入されている施設におかれましても、異動や非常勤等の理由によりその対策について
十分に把握されておらず、選択ミスが生じる事例も報告されております。そのため、既に導入済であっ
ても、改めて院内における対策の周知徹底を引き続きお願い申し上げます。

　　是非ご一読いただき、これらの薬剤を処方または調剤いただく際には、薬効および販売名等を今一度
ご確認くださいますようお願い申し上げます。
　　今後ともご指導ご鞭撻の程、よろしくお願い申し上げます。

謹白

図7-7　「ノルバデックス®」と「ノルバスク®」誤選択に関する注意喚起

(2) カリウム製剤

　高濃度カリウム注射薬は「普通薬」であるが，急速に静脈注射（ワンショット静注）を行った
場合，心停止を起こすことがあり，きわめて注意を要する薬剤である．カリウム製剤の急速静注
に関連した事故事例は，2009年から2014年までに医療事故情報収集等事業に報告のあったもの
だけで7件にのぼり死亡例も報告されている．いずれも予定した投与方法は，カリウム製剤の点
滴内混注あるいは，シリンジポンプを用いた持続静注であったにもかかわらず，知識の不足や不
明瞭な指示，コミュニケーションエラーによって発生している．現在，多くの施設で病棟定数薬
として在庫させない対策をとっているほか，構造的に静脈注射ができないプレフィルドシリンジ
に入った製剤を採用している．

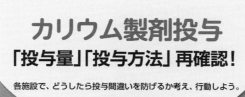
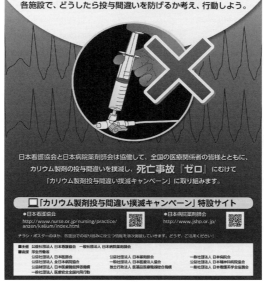
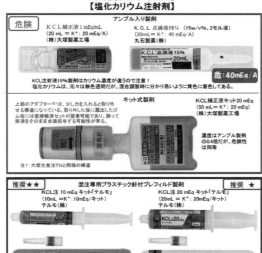

図7-8 カリウム製剤投与間違い撲滅キャンペーン（平成29年度版）（（上）日本看護協会・日本病院薬剤師会，（下）医療安全全国共同行動，薬剤有害事象の軽減・再発防止提言）

7-1-9 調剤過誤発生時の対応

(1) 事故・過誤発生時の対応

事故・過誤発生時の対応の流れを図7-9に示す．また，事故の内容により患者にもたらされる障害の程度に応じてレベル分けがされている（表7-3）．

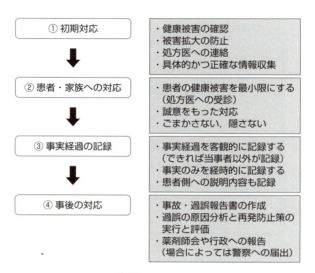

図7-9 事故・過誤発生時の対応

表7-3 インシデントレベル分類

レベル		傷害の継続性	傷害の内容
5		死亡	死亡（原疾患の自然経過によるものを除く）
4	b	永続的	永続的な傷害や後遺症が残り，有意な機能障害や美容上の問題を伴う
	a	永続的	永続的な傷害や後遺症が残り，有意な機能障害や美容上の問題を伴わない
3	b	一過性	濃厚な処置や治療を要した（バイタルサインの高度変化，人工呼吸器の装着，手術，入院日数の延長，外来患者の入院，骨折など）
	a	一過性	簡単な処置や治療を要した（皮膚の縫合，鎮痛剤の投与など）
2		一過性	処置や治療は行わなかった（患者観察の強化，バイタルサインの軽度変化，安全確認のための検査などの必要性は生じた）
1		なし	患者への実害はなかった（何らかの影響を与えた可能性は否定できない）
0		—	エラーや医薬品・医療用具の不具合がみられたが，患者には実施されなかった

レベル3a以下は72時間以内，レベル3b以上は24時間以内に報告する．

(2) 事実経過の記録

多くの医療施設においてはエラー事例を自発的に報告するシステム（インシデント報告システム）が導入されている．「インシデントレポート」と呼ばれ，インシデント発生後速やかに状況を記録し，なぜインシデントが起こったのかを解析するための資料となる．インシデントレポートは，「誰が何を間違ったのか」を追求し責めるためのものではなく，「何が起こった（起こりそうだった）のか」を重視し，インシデント発生の背景要因を解析し，「今後，何が改善できるか(何を改善すべきか)」を組織上の問題として考え，医療安全管理の改善を図るためのものである．

報告書式(2)

インシデント・アクシデント・レポート

年　月　日　報　告

報　告　者　　氏　名　　　　　　（省略可）

担当者（上席者）　　氏　名　　　　　　役職

発生日時	年　月　日（　）AM・PM　時　分
発生場所	□ 駐車場 □ 外階段 □ 玄　関 □ 待合室 □ 受　付 □ 診察室 □ 処置室 □ 超音波室 □ 内視鏡室 □ 放射線室 □ 健診室 □ 心電図室 □ 更衣室 □ CT室 □ 風呂場 □ トイレ □ 階　段 □ 病　室 □ 廊　下 □ デイルーム □ 事務室 □ その他（　　　）
薬　物	□ 点滴 □ 静注 □ 筋注 □ 皮下注 □ 皮内注 □ 経口 □ 外用 □ 麻薬 □ その他（　　　）
内　容	□ 処方・指示ミス □ カルテ記入ミス □ 誤調剤 □ 投与量 □ 投与薬 □ 投与時間 □ 投与方法 □ 投与忘れ □ 人違い □ 飲み忘れ・飲み違い □ 点滴もれ □ 点滴忘れ □ 点滴速度 □ 点滴順番 □ 神経損傷 □ 感　染 □ 副作用 □ 機器の操作ミス □ その他（　　　）
検　査	□ 生　検 □ X　線 □ C　T □ MRI □ 内視鏡 □ 採血・採尿 □ 超音波 □ その他（　　　）
内　容	□ 人違い □ 部位違い □ 操作ミス □ 実施忘れ □ 損　傷 □ 器具・設備不具合 □ その他（　　　）
□ 自己抜去 □ 事故抜去	□ 点　滴 □ その他（　　　）

発生内容	
□ 転　倒 □ 転　落 □ その他	□ 診察時 □ 検査時 □ 自力歩行 □ 補装具歩行 □ 車椅子 □ ストレッチャー □ その他（　　　）
接　遇	□ 診察拒否 □ 診療中トラブル □ 盗難・紛失 □ 電話応対トラブル □ 窓口応対トラブル □ 患者間トラブル □ 無断離院 □ 禁止品持ち込み □ 暴　言 □ 暴　行 □ 自　傷 □ 自殺・自殺未遂 □ 訪問者による乱暴 □ 院内器具設備の破壊 □ その他（　　　）
食　事	□ 遅配膳 □ 誤配膳 □ 未配膳 □ 誤指示 □ 異物混入 □ 食中毒 □ 食物・飲み物を来院者にこぼした □ 窒息・誤嚥 □ その他（　　　）
生命危険度	□ ない □ 低い □ 可能性あり □ 高い □ 極めて高い □ 死亡 □ その他（　　　）
患者信頼度	□ 損なわない □ 余り損なわない □ 少し損なう □ 大きく損なう □ その他（　　　）

レポート詳細

《診療録、看護記録等にもとづく客観的な事実を記載すること》

図 7-10　事実経過の記録

（日本医師会，医療安全管理指針のモデルについて（改訂版））

(3) 対応における留意事項

事故発生後は，エラー発生の事実を隠すことなく患者や家族に対して迅速かつ心情に配慮した正直なコミュニケーションが重要である．過誤に対する患者と家族の反応は，過誤そのものと過誤の扱われ方の両方によって影響を受ける．心理的に動揺した状態での不用意な言動は問題を複雑化する可能性がある．また，不適切あるいは無神経な対応はさらなる精神的外傷を引き起こしかねないため真摯な対応を求められる．

7-1-10 医療事故の原因分析

医療機関においては，事故発生後の原因分析のため，いくつかの分析モデルが用いられている．

(1) M-SHEL モデル

「当事者」を中心として，「ソフトウェア」「ハードウェア」「環境」「当事者以外の人」「マネジメント」との相互関係を分析し，対策を立てる手法を M-SHEL モデルという．

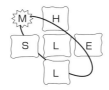

図 7-11　M-SHEL モデル

S：Software　　　手順書やマニュアル等
H：Hardware　　　機械・器具，マン-マシン・インターフェイス等
E：Environment　温度，騒音，空間等物理的作業環境，雰囲気等社会的環境
L：Liveware　　　中央：当事者
　　　　　　　　　下段：チームメイトとのコミュニケーション
M：Management　　マネジメント

(2) RCA（root cause analysis，根本原因分析）

quality management の概念に基づき，事故事例の根本原因や背景要因を系統的かつ多角的に分析する方法であり，対策を立案し再発予防を図ることが目的である．
1）多職種で構成したメンバーで一緒に原因を検討する
2）出来事流れ図を作成する
3）事故が発生したすべての過程において根本原因に辿り着くまで「なぜ？」の質問を繰り返す
4）分析過程で最後に残った回答（複数あり）から根本原因を同定する

●RCA　出来事流れ図の作成例
以下の事例は本書用に作成した事例である．

　当院ではオーダリングシステムが導入されており，注射薬セットの締切時間を 2 回設定している．1 回目の締切時間までに入力された注射処方は，病棟ごとの払い出し時間に合わせて受付，注射薬セット，注射薬カートを病棟へ搬送をし，それ以降に入力された追加処方は夕方に受付，追加処方薬剤のみセットして病棟へ搬送している．

　本事例では，午前 11 時に処方 ① を払い出し，夕方の受付で処方 ② を払い出した結果，重大な事故が発生した．その原因について RCA を用いて分析した．

処方①　Rp1［点滴静注（末梢）］ソルデム®3A 輸液（ブドウ糖-電解質液（維持液））500 mL　1袋
　　　　Rp2［点滴静注（末梢）］ラクテック®注（L-乳酸ナトリウムリンゲル液）500 mL　1袋

処方②　Rp1［点滴静注（末梢）］KCL 補正液 1 mEq/mL　20 mL　1管
　　　　　　　　　　　　　　　追加分

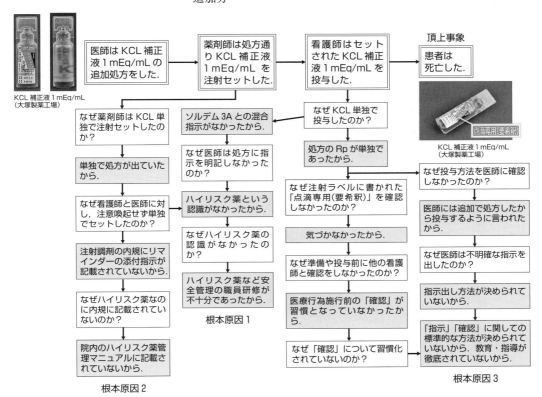

図 7-12　RCA　出来事流れ図

その結果，上記の原因より以下の対策が講じられた．

- カリウム製剤は，誤投与（ワンショット静注）防止対策品であるプレフィルドシリンジ製剤へ採用変更する（p.174 参照）．
- 調剤，払い出し時には，ワンショット厳禁，点滴専用（要希釈）のリマインダーを添付する（p.128，図 5-10 参照）．
　＊リマインダーとは，医療スタッフに注意を促すためのカードのことである．
- 注射処方において，カリウム製剤の単独処方は禁止する．注射箋および注射箋控に医師，看護師向けの注意メッセージを表示する．
- 注射薬準備時，投与前には 2 名の看護師で相互に確認を徹底する．
- 医師からの指示は口頭のみは禁止し，必ず電子カルテ上の指示簿に明確な指示の入力を徹底する．
- 院内の医療安全講習会でインシデント・アクシデントと対策の検討を定期的に実施し，ハイリスク薬の取り扱いについて周知する．
- ハイリスク薬管理マニュアルの記載内容を修正し，これを周知する．

(3) PDCA サイクルを回す

　どんなに対策を講じて作業システムに存在する問題点を改善したとしても，ときにはこれをかいくぐって事故は発生しうる．Reason のスイス・チーズモデルは，安全管理に関する概念の1つであり，「人・物・環境などの要因は変化し，そこに存在するシステムの穴（問題点）が重なって貫通し，これを突破してしまったときに医療過誤が発生する」というものである（図 7-13）．
　そこで，チーム全体で安全対策の PDCA サイクルを回しリスクを管理することが重要である．
　PDCA サイクルとは，計画策定（plan），実行（do），検証（check），修正（act）のプロセスを行い，最後の見直しを次の計画策定に結び付け，継続的な業務改善を推進するマネジメント手法のことである．さらに，SDCA サイクルは，標準（standard），実施（do），検証（check），修正（act）のプロセスで行う現状を維持するための活動をいう．①目的・目標を決めてその方法や手順を決める（plan），②そのための教育・訓練を行い，その仕事を実行する（do），③実

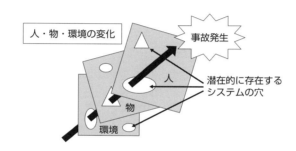

図 7-13　Reason のスイス・チーズモデル

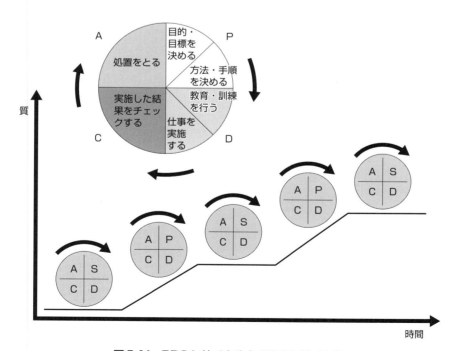

図 7-14　PDCA サイクルと SDCA サイクル

行した結果を評価する（check），④問題に対して修正や対策をとるか，あるいはそれでよければ標準化とする（act）．そして，ここでできた標準（standard）をもとにdo, check, actを行う．医療安全対策を継続的に遂行し，医療の質を向上させていくため，PDCAサイクル・SDCAサイクルを回し続けることが重要である．

〈参考資料〉
1）東京医科大学医学教育学講座訳，WHO患者安全カリキュラムガイド多職種版2011
2）日本病院薬剤師会，ハイリスク薬に関する業務ガイドライン（Ver.2.2）
3）医薬品医療機器総合機構webサイト，医薬品リスク管理計画（RMP：Risk Management Plan）
4）日本看護協会（2013）医療安全推進のための標準テキスト

8章 災害時医療

■ Mission

地域の医薬品供給体制・医療救護体制や病院および薬剤部としての災害に対する対応を学び，災害時の薬剤師としてとるべき行動をシミュレートできる．

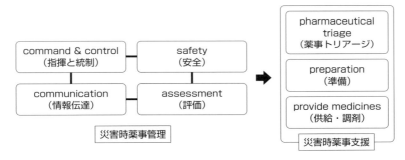

図 8-1　災害時医療のフローチャート

　災害時医療の最大の目的は，「防ぎえた災害死（preventable disaster death）をなくす」ことであり，そのために発災と同時に活動できる人材が必要である．大規模災害の際の医療支援は，薬剤師だけでは成り立たない．また，病院内の職員だけでなく，他県の医療スタッフをはじめ消防，警察など各組織との連携が不可欠となる．チームの中で最大限の支援力を発揮するために災害医療体制の概要を理解し，災害対応の原則・共通言語を理解しておく必要がある．薬剤師による災害時の医療支援の中心は，図 8-1 に示す災害時薬事管理を行ったうえでの災害時薬事支援である．

8-1　災害時医療とは

8-1-1　日本における災害と災害時医療の背景

　1995 年に発生した兵庫県南部を中心とした M 7.3 の大規模地震である阪神・淡路大震災では，死者 6,435 名，負傷者 43,792 名の戦後最悪の自然災害となった．2004 年に新潟県北魚沼郡川口

町（現長岡市）の直下を震源として発生した新潟県中越地震では，M 6.8，最大震度7を観測，死者は68名，負傷者は4,805名であった．2011年に東北地方を中心に東日本全域を襲った東日本大震災では，日本周辺における観測史上最大のM 9.0，最大震度7を記録した．この地震により，波高10 m以上，最大遡上高40.1 mにも上る巨大な津波が発生し，東北地方と関東地方の太平洋沿岸部に壊滅的な被害が発生した．死者は15,895人，負傷者は6,156人，行方不明者は2,539人にのぼった（2018年3月9日現在）．

阪神・淡路大震災では，「避けられた災害死」が約500名存在した可能性があるといわれ，初期医療体制の遅れなど災害医療に対して多くの課題が浮き彫りになった．「避けられた災害死」とは，平時の救急医療レベルの医療が提供されていれば救命できたと考えられる災害死のことである．その教訓から，災害派遣医療チーム（DMAT：disaster medical assistance team）をはじめ様々な医療救護体制が整備されるようになった．

8-1-2　災害時医療救護活動のフェーズ区分とフェーズごとの医療提供施設の役割分担

災害発生後の時間的な経過をフェーズと呼び，経時的変化に対応して医療救護活動，関係機関の役割分担も変化していく（表8-1，図8-2）．

災害時の対応は，発災により医療の受給のバランスが急激に崩壊した中で求められる．医療における平時での対応患者は個であり，各市町村の地域の中で救急隊や病院といった組織で行われるが，災害時での対応患者は多数であり，広域の地域の中で救急隊や病院のみならず消防，警察，行政，自衛隊，市民などとの組織連携が必須となる．災害時においては，限られた医療資源で，それぞれが連携して最大多数の負傷者に最善を尽くさなければならない．

表8-1　災害のフェーズ分類

フェーズ0 発災〜6時間	発災直後
フェーズI （超急性期）6〜72時間	発災直後からの医療ニーズに対し医療資源が圧倒的に不足する状況
フェーズII （急性期）72時間〜約1週間	医療救護活動の統制・調整が可能で，応援チームが参集する状況
フェーズIII （亜急性期）約1週間〜約1か月	医療の対象が避難者の慢性疾患，公衆衛生等に移行する状況
フェーズIV （慢性期）約1〜3か月	被災者の健康管理やメンタルヘルスへの対応が重要となる状況
フェーズV （中長期）約3か月以降	避難所等での活動から応急住宅や在宅を中心とした活動へ移行する状況

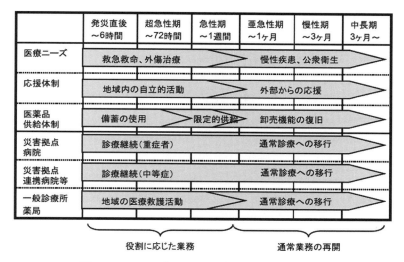

図 8-2　フェーズごとの医療提供施設の役割分担
（東京都福祉保健局，災害時における薬剤師班活動マニュアル）

8-2　災害時医療における薬剤師の役割

8-2-1　薬剤師による医療支援活動

　災害時にまず行うことは，指揮命令系統の確立，安全確保，通信連絡方法の確立，災害対策本部設置と災害の評価である．そのうえで，行うべきことに優先順位をつけるトリアージを実践する．薬剤師が大規模事故・災害への体系的な対応に必要な項目として以下の項目があり，それぞれの頭文字をとって CSCAPPP と呼ばれる．

C：Command & Control　指揮と統制（連携）
S：Safety　安全
C：Communication　情報伝達
A：Assessment　評価
P：Pharmaceutical Triage　薬事トリアージ
P：Preparation　準備
P：Provide medicines　医薬品供給・調剤

（英国 MIMMS：Major Incident Medical Management and Support より）

　また，被災地内の薬剤師および被災地外からの支援薬剤師によってその役割はやや異なるが，災害時の薬剤師の主な役割としては以下のものがあげられる．
① 救護所における災害医療支援活動
　・救護所における医薬品の供給
　・限られた医薬品での医師への処方アドバイス

② 被災地における医薬品など安全供給への貢献
- 集積所や保健所での医薬品の仕分け（リスト作成など）
- 管理（在庫管理，品質管理，出入管理）
- 避難所・救護所などからの要望に応じた医薬品の供給
- 不足医薬品発生時の対応（迅速かつ的確な搬送）

③ 避難所などにおける被災者への支援
- 被災者への服薬指導や相談応需
- 一般医薬品の保管・管理および被災者への供給と服薬指導
- 健康相談
- 避難生活で起こりやすいエコノミークラス症候群（静脈血栓塞栓症）予防のアドバイス
- トイレの消毒など避難所の衛生環境の管理やアドバイス
- 飲料水の水質検査などの公衆衛生活動

④ その他の公衆衛生活動
- インフルエンザやノロウイルスなどの感染症対策

8-2-2 災害時の医薬品供給体制

大規模災害時は，医療機関と同様に医薬品卸売販売業者も被災する．被害の状況によるが，復旧まで数日単位の時間を要するため，各医療施設において最低でも3日分程度の備蓄が推奨されている．発災から72時間は各施設での備蓄を使用し，72時間以降は災害薬事センターを介して医薬品卸売販売業者へ発注する．医薬品等の供給優先順位は災害医療コーディネーターの助言に基づいて決定される．

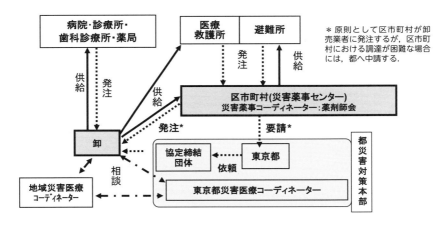

図 8-3　災害時の医薬品等供給体制
（東京都福祉保健局，災害時における薬剤師班活動マニュアル）

8-2-3 災害派遣医療チーム（DMAT）

DMATとは，平成13年度厚生科学特別研究「日本における災害時派遣医療チーム（DMAT）の標準化に関する研究」報告書により「災害急性期に活動できる機動性を持ったトレーニングを受けた医療チーム」と定義されている．

医師，看護師，薬剤師などの医療職および事務職員で構成され，大規模災害や多傷病者が発生した事故などの現場に，急性期（おおむね48時間以内）に活動できる医療チームである．平時の救急医療レベルを提供するために，被災地の外に搬送する広域医療搬送など，機動性，専門性を生かした多岐にわたる医療的支援を行う．

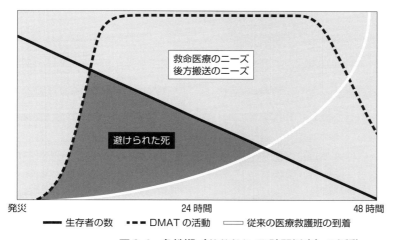

図8-4　急性期（おおむね48時間以内）の活動

8-2-4 災害時の連携体制

発災直後より都道府県に設置された災害対策本部を中心に，DMATや医療支援チームの医療救護活動が行われる．また，前述のとおり災害の規模や状況により各フェーズに合わせた連携支援が必要となる．

8-2-5 災害時に薬剤師に求められるもの

災害時，薬剤師は，医薬品の知識はもちろんのこと，医薬品供給体制や医療救護体制，公衆衛生など様々な知識が必要となる．医薬品に関しては，限られた医療資源の中で医師へ提案することや普段所属する施設の採用薬に限らず物資として供給された医薬品の取り扱い，様々な医療機関からの処方薬を服用している患者の相談に応じる必要があるため広い知識が求められる．また，多くの施設の薬剤師をはじめ医療スタッフと協力して支援にあたることになり，連携が重要となる．災害時，特に自動車内に寝泊りした避難者にみられるエコノミークラス症候群（静脈血栓塞栓症）予防の呼びかけや急性ストレス障害などによる精神的ケア，乳幼児から高齢者まで各

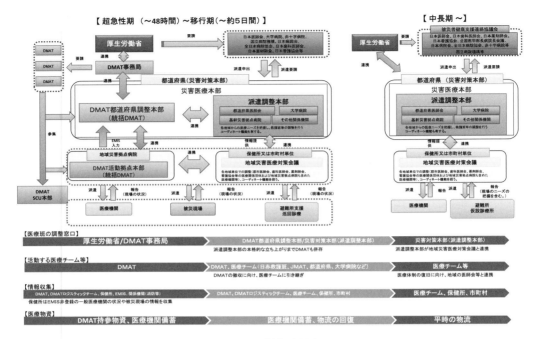

図 8-5 災害時医療
(内閣府防災情報のページ　首都圏直下地震対策検討ワーキンググループ　厚生労働省作成資料)

年代の特徴に応じたスキルも求められる．

　災害支援には，薬剤師だからやらなくてよいというものはない．東日本大震災では，津波で多くの情報が失われた中で，薬剤師も中心となり患者からの聴き取りや限られた情報からの判断で薬歴を起こし，必要な医薬品を届けた．また，医療従事者と企業などで立ち上げたプロジェクト「One World プロジェクト」では被災地のがん患者への医療用ウィッグや乳がん患者用の下着などを届けた．

　薬剤師として行うべき災害支援活動と被災者のために自らができることを理解して，責任を持って行動することが大切である．災害はいつ起こるかわからない．各地域および施設の備蓄や災害対策マニュアルの整備はもちろん，平時より患者に対する処方薬管理やお薬手帳の携帯といったアドバイスは重要な備えとなる．いつか起こる災害に対して，薬剤師に課せられた使命を自覚し，準備しておく必要がある．

〈参考資料〉
1) 平成 23 年度厚生労働科学研究「薬局及び薬剤師に関する災害対策マニュアルの策定に関する研究」研究班　報告書，薬剤師のための災害対策マニュアル
2) 東京都福祉保険局，災害時における薬剤師班活動マニュアル
3) 東京都福祉保険局，災害時の薬局業務運営の手引き　～薬局 BCP・地域連携の指針～
4) 日本集団災害医学会監修 (2017) 災害薬事標準テキスト，ぱーそん書房

災害時にはエコノミークラス症候群に注意してください

このような症状がでたら、医師に相談下さい。
（1）急におこった息苦しさや胸の痛み
（2）冷や汗がでたり、はきけがする
（3）動悸がしたり、脈が速い（毎分100回以上）
（4）気が遠くなったり、一瞬気を失った
（5）重症では、血圧低下、ショック、失神（意識がなくなること）

深部静脈血栓症/肺塞栓症（いわゆるエコノミークラス症候群）とは、長時間足を動かさずに同じ姿勢でいると、足の深部にある静脈に血のかたまり（深部静脈血栓）ができて、この血のかたまりの一部が血流にのって肺に流れて肺の血管を閉塞してしまう（肺塞栓）危険があります。これを深部静脈血栓症/肺塞栓症といいます。

大切なことは予防です。
1. 長時間にわたって同じ姿勢を取らない。
 ・1時間に一度はかかとの上下運動(20-30回)をする
 ・歩く(3-5分程度)
2. できる限り、こまめに水分を補給する。

日本循環器学会・日本心臓病学会

図 8-6　被災者に対する啓発ポスター
（日本循環器学会，日本心臓病学会）

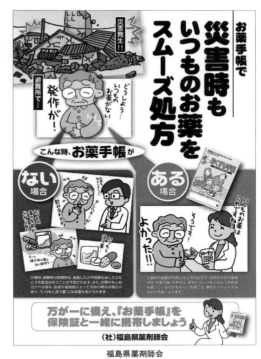

図 8-7　お薬手帳の啓発ポスター
（福島県薬剤師会）

Column　東日本大震災で活躍したチームメロンパン

　東日本大震災では甚大な津波の影響で，多くの方々が家や生活必需品を失い，避難所生活を余儀なくされた．多くの避難所で病院まで行くことのできない人が多数おり，医療救護班が訪れても救護班の持っていく薬だけでは慢性期疾患の多種多様な薬のニーズに対応ができなかった．

　そこで，石巻赤十字病院の医師，薬剤師と薬剤師会の派遣チームで避難所をまわり，慢性疾患の薬に対応する移動薬局（チームメロンパン）を結成した．これによりこれまで使用していたお薬の情報を聴き取り，その場で処方箋を発行，石巻赤十字病院や保険薬局で調剤をして，避難所に届けた．薬剤師は，診療情報や薬歴のないところからのお薬情報の聴き取りと処方支援をはじめ，服薬指導や相談，お薬手帳の作成，血圧測定などのフィジカルアセスメントなどを行い，積極的に避難者の健康をサポートした．

9章 院内製剤

Advanced Mission

患者個々の状況に応じた適切な剤形の医薬品を提供するため，院内製剤の必要性を理解し，院内製剤の調製ならびに，それらの試験に必要とされる基本的知識，技能，態度を修得する．

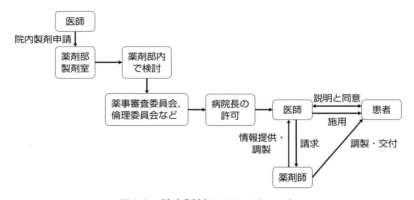

図9-1 院内製剤のフローチャート

院内製剤は，市販の医薬品にはないが医療上必要とされ，薬剤師が医師の求めに応じ，自ら院内において調製する製剤であり，それぞれの医療機関内ですべて消費されるものと定義される．院内製剤の使用に際しては，医師の申請，病院長の許可，患者への説明と同意，調製という流れで患者に施用・交付される（図9-1）．

9-1 院内製剤業務の実際

9-1-1 院内製剤の法的位置づけと意義

医薬品開発の進歩はめざましく多くの疾患において薬物による治療成績は向上している．しかしながら，市販されている製剤や剤形では治療に対応できない場合が存在する．院内製剤とは，医師の要望や薬物治療上のニーズに応じて，薬剤師が病院内で調製する製剤の総称であり，その病院内の患者に限って使用される製剤である．「医薬品，医療機器等の品質，有効性及び安全性

の確保等に関する法律（医薬品医療機器等法）」の規制から除外されており，薬剤師が薬学的根拠に基づいて調製することで薬物治療の向上と患者の QOL の向上に寄与できる．

【院内製剤の必要性】

- 治療上適当な規格や製剤が市販されていない
- 市販された剤形では治療が困難である
- 市販された製剤が，必要な濃度，用量に合致しない
- 調剤業務の効率化・省力化（倍散や約束処方）
- 製剤の改良および研究・開発を実施する

9-1-2　院内製剤の分類と院内手続き

　院内製剤の分類は，原料およびその使用が医薬品医療機器等法の承認範囲か否かの相違によって分類されるクラス分類，使用する設備・機器による分類，調製する製剤の内容・使用形態による分類がある．日本病院薬剤師会作成の「院内製剤の調製及び使用に関する指針（Version 1.0）」では，クラス分類に従った院内手続きを必要としている．

表 9-1　院内製剤の分類と院内手続き

	クラス分類の例	院内手続き
クラス I	・注射剤など人体への侵襲性が大きい場合 ・主薬として試薬等を治療・診断目的で製剤する場合	・倫理性（科学的妥当性を含む）を審査する委員会での承認文書による患者への説明と自由意思による同意
クラス II	・承認された投与経路の変更 　（例：注射→内服） ・治療・診断目的ではない場合 　（手術時マーキング用等） ・原材料とする医薬品に添加剤等を加えて打錠する場合 ・局方品を治療・診断目的で適用範囲外で製剤化する場合	・倫理性（科学的妥当性を含む）を審査する委員会での承認が必要 ・同意書の要・不要については審査委員会で承認される
クラス III	・調剤の準備行為として 2 種以上の医薬品を混合予製する場合 　（例：軟膏の混合，散剤の希釈，消毒剤の希釈など） ・医薬品をカプセルに充塡する場合 ・局方品の適用範囲内での製剤化を行う場合 ・組織保存液	・院内製剤と各使用目的のリストを院内の適切な委員会に報告

（日本病院薬剤師会，院内製剤の調製及び使用に関する指針（Version 1.0）を参照して作成）

9-1-3　院内製剤に関わる診療報酬

　院内製剤加算（10 点）：薬価基準に収載されている医薬品に溶媒，基剤などの賦形剤を加え，当該医薬品とは異なる剤形の医薬品を院内製剤のうえ調剤した場合に算定できる（例外条件あり，平成 30 年度診療報酬点数）．

9-1-4　院内製剤の申請から交付に至るまでの手順

以下に院内製剤調製の流れを示す．クラス分類により，審議・承認方法などが異なる．

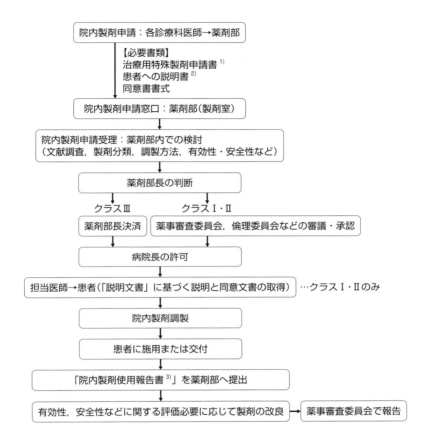

1) 治療用特殊製剤申請書に含まれる事項
・製造の必要性，妥当性に関する項目
・製造に関わるプロトコール案（製造原料，量，製造方法，手順）
・製剤調製の根拠となる医学的文献資料

2) 患者への説明書に含まれる事項
・投与目的，用法・用量，適正使用のための注意点を記した文書
・予想される有害事象や安全性を確保するための情報を記した文書
・有害事象発生時の対応を記した文書

3) 院内製剤使用報告書に含まれる事項
・製剤名，対象疾患，症例数，文書同意の有無
・有効性の評価
・有害事象（ありの場合，その内容と行った対処法）

図 9-2　院内製剤の申請から交付までの流れ

9-1-5　院内製剤調製における基本事項

通常，市販されている医薬品の製造と品質管理は，「医薬品及び医薬部外品の製造管理及び品質管理に関する基準（GMP：good manufacturing practice）」によって規制されている．

〈参考〉GMP の目的

① 人為的な誤りの防止

② 医薬品の汚染および品質低下の防止

③ 高い品質を保証するシステムの設計

院内製剤は，業としての製造行為とみなされないため GMP の適応は受けない．しかし，可能な限り GMP に準拠して調製し，常に一定の品質の確保が求められる．したがって，調製の際には，調製環境や製剤標準書（調製マニュアル）の整備，製剤記録などを作成し保管する．

その他，整備書類（保管出納記録，院内製剤製造衛生管理基準書，衛生管理記録など）を保管しておく必要がある．

表 9-2　調製にあたり必要な各資材の記載事項

製剤標準書 （調製マニュアル）	記載項目：製剤名称，原料名称，原料メーカー名，原料の分量，等級（試薬），調製手順，調製条件，調製量，使用目的，使用期限，保管条件，参考資料名など
製剤記録	記載項目：製剤名称，調製年月日，原料の名称・メーカー名・製造番号・使用期限・秤取量，調製者・監査者の氏名など
院内製剤品への表示	表示項目：品名，規格・含量，調製年月日，使用期限，保管方法など

9-1-6　院内製剤調製における全般的事項

院内製剤を調製するにあたっては，以下の手順で行う．

① 製剤ごとに製剤標準書を作成し，これに従って作業を実施する．調製に使用する薬品の物理化学的性質や薬理作用を十分に理解しておく．

② 調製手順および調製者の役割分担を確認し，使用機器は性能をよく理解したうえで準備する．

③ 作業室内や製剤器具・機器は，清潔を維持し，定期的に消毒を行う（作業直前には作業台を消毒）．また，調製者は専用の作業着に着替えて，手指の消毒を十分に行う．

④ 調製する製剤の処方内容に基づき適正保管された原料を準備し，その名称やロット番号を製剤記録に正しく転記する．

⑤ 薬品の確認・計量は必ず複数名で行い，計量確認後に秤取量を製剤記録に記入する．

⑥ 製剤器具・機器の取り扱いに注意し，作業中は製造工程を観察して危険な状態が生じた場合には直ちに適切な対応をとれるように準備しておく．

⑦ 調製された製剤には直ちに製剤名，含量，毒劇薬などの規制区分，製造年月日（製造ロット番号），または必要に応じて有効期限，保存方法，使用上の注意などを表示する．

⑧ 製剤記録は必要事項の記入をした後に整理して保管しておく．

⑨ 適切に製剤の品質試験を行う．

9-1-7 品質試験

調製された院内製剤については，通常，日本薬局方あるいは院内で定められた品質規格に適合するか否かについて試験を行う．主な製剤試験としては，放出試験，製剤均一性試験，溶出試験，崩壊試験，不溶性異物検査，無菌試験，粒子径試験，エンドトキシン試験，発熱性物質試験などがあり，剤形に応じて試験を行う．

9-1-8 院内製剤調製用の器具・機器の使用方法

1）適正な使用

使用器具は清潔なもの，必要のある場合は無菌のものを使用し汚染を防ぐこと，計量に適当な大きさの器具を用い，天秤の水平・ゼロ点合わせを確実に行うなど，適正な使用で誤差を極力抑えることなどを理解し使用する．

2）機器の構造・特性製剤室の種類

製剤室にある機器の名称と使用目的を理解する必要がある．機器の操作に関しては，取り扱う機器により危険が伴うこともあるため，その操作方法や構造・特性を十分に理解し注意して扱う．学生実習においては，安全を十分確保したうえで操作する．また，品質管理や安全性確保のうえで定期的な点検・整備を行い，その記録を残している．

〈参考〉東邦大学医療センターで取り扱う主な器具・機器

電子天秤，高圧蒸気滅菌器，乾熱滅菌器，攪拌機，ろ過器（ロート，ろ紙），篩過器，異物検査機，らい潰機（紫外線付），バイアル瓶洗浄器，マグネチックスターラー（加温器付），加温器，超音波洗浄器，軟膏閉じ器，カプセル充填機，RO精製水製造装置，局所集塵機，アンプルフィラー（溶封機），V型混合機など

9-2 無菌製剤調製の実際

9-2-1 無菌製剤の定義と調製環境

無菌製剤とは無菌であることを検証した製剤である．

〈参考〉
　無菌：すべての微生物が存在しない状態のこと．
　滅菌：無菌性を達成するための過程，すなわちすべての微生物を殺滅または除去する過程である．

調製環境は，クリーンルームやクリーンベンチなどの環境下で調製し，製剤に合わせた滅菌法などを使用し調製する．科学的な質と成績の信頼性を確保することを目的とする．

9-2-2 滅菌方法の種類

滅菌方法は，微生物の種類，滅菌される薬剤の性質により異なり，それに適した方法や条件を検討する必要がある．滅菌方法は，最終滅菌法とろ過滅菌法に分けられる．

最終滅菌法とは，最終的に容器に充填された状態での滅菌であり，加熱滅菌法，照射滅菌法，ガス滅菌法がある．主に実施する加熱滅菌法とろ過滅菌法について以下に記す．

(1) 加熱滅菌法

- 高圧蒸気滅菌（オートクレーブ）：適当な温度および圧力の飽和水蒸気中で加熱する方法．条件は115～118℃で30分間，121～124℃で15分間，126～129℃で10分間のいずれか．ガラス製，磁製，金属製，ゴム製，プラスチック製，紙製もしくは繊維性の物品，水，培地，試薬・試液または液状の試料などの，熱に安定なものが対象となる．
- 乾熱滅菌：乾熱空気中で加熱する方法．条件は160～170℃で120分間，170～180℃で60分間，180～190℃で30分間のいずれか．ガラス製，磁製，金属製の物品，鉱油，油脂類または粉体の試料など，熱に安定なものが対象となる．

(2) ろ過滅菌法

適切な材質の滅菌用フィルターを用いてろ過する方法．気体，水または可溶性で熱に不安定な物質を含む培地・試薬などが対象となり，細菌より小さい微生物のろ過滅菌は本法の対象外となる．通例，孔径 0.22 μm 以下のフィルターが用いられる．

9-3 院内製剤調製の実践

9-3-1 東邦大学医療センターで調製している主な製剤例

1）内用散剤
　ネオフィリン散 10%
2）内用液剤
　内服用ルゴール液，味覚テスト
3）カプセル剤
　塩化ナトリウムカプセル，乳糖カプセル
4）外用液剤
　スペシャル含嗽液，アスコルビン酸ローション10%，ヨモギローション
5）坐剤
　L-チロキシン坐剤

6）軟膏剤

トレチノイン水性ゲル，ハイドロキノンD軟膏，カプサイシン・ザーネ軟膏 0.05%

(1) 院内製剤調製例

1) モーズ軟膏

モーズ軟膏（Mohs）またはモーズペースト（Mohs paste）は，米国の外科医 F. E. Mohs が考案した軟膏製剤である．主成分は塩化亜鉛で，塩化亜鉛が潰瘍面の水分でイオン化し，亜鉛イオンのタンパク凝集作用により腫瘍細胞や腫瘍血管および二次感染した細菌の細胞膜硬化作用を有する．

① 使用目的

乳がん自壊創や切除困難ながん性皮膚潰瘍の出血や感染，滲出液や悪臭に対して，病変部位に塗布し，QOL を改善するための緩和治療に用いる．モーズ軟膏は組織を固定させるため，固定部位を切除して腫瘍がなくなるまで繰り返す．

② 材料

塩化亜鉛　（試薬特級）25 g

注射用水　（局方）12.5 mL

亜鉛華でんぷん　（局方）10 g

グリセリン　（局方）適量（5 mL）＊塗布部によりグリセリン量は調整

③ 調製法

ビーカーに精製水 12.5 mL を秤取し，徐々に塩化亜鉛 25 g を加えて，溶解するまでスターラーを用いて攪拌する．溶液を乳鉢にあけ，亜鉛華でんぷん 10 g を少量ずつ加えてよく混和（ダマになりやすいので注意）する．グリセリンを加えて粘度を調整する．調製には保護マスク，保護メガネ，手袋を装着する．なお，塩化亜鉛は腐食性があるので金属は用いない．

製剤記録表

2015.4改訂

製剤名	モーズ軟膏		用時（棚B1）	C		I②	製剤日	
	原料簿	品名	保管	数量	本数	全数量	会社名	ロット・使用期限
原料薬品		塩化亜鉛（試薬）	冷5 金庫	25g	×			
	／	注射用水（局方）	薬務	12.5mL	×			
		亜鉛華でんぷん（局方）	棚A1	10g	×			
		グリセリン(局方)	棚A3	5mL	×			

製剤実数	40g	本	備考欄	滅菌確認者（121℃ 15分）	製剤者	ラベル作成者
破棄・異物数	40g	本		なし	印	印
検査合格数	製剤簿	本			異物検査者	鑑査者
使用期限	速やかに使用		☆軟膏つぼ(50g)		なし	印

図 9-3　製剤記録表（東邦大学医療センター大森病院）

④ 貯法

遮光・室温保存．用時調製（保存期間については特に報告されていないが，短期間とすることが原則）．

2）1%メトロニダゾール軟膏

① 使用目的

がん性皮膚潰瘍部位の殺菌・臭気の軽減

② 材料

メトロニダゾール　1 g（フラジール® 腟錠 250 mg　4 錠）

プロピレングリコール　（局方）3 mL

親水軟膏　（局方）96 g

全量　100 g

③ 調製法

乳鉢でフラジール® 腟錠 250 mg を必要量すり潰し，プロピレングリコールを加える．さらに，親水軟膏を加え，よく混合する．

④ 貯法

冷所保存．期限は 6 か月．

⑤ 備考

ガルデルマより 2015 年 5 月にロゼックス® ゲル 0.75% として製造販売された．

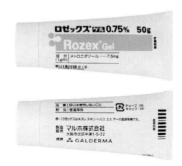

【効能・効果】

がん性皮膚潰瘍部位の殺菌・臭気の軽減

【用法・用量】

症状および病巣の広さに応じて適量を使用する．潰瘍面を清拭後，1 日 1～2 回ガーゼ等にのばして貼付するか，患部に直接塗布しその上をガーゼ等で保護する．

図 9-4　1%メトロニダゾール軟膏（ロゼックス® ゲル 0.75%，マルホ）

〈参考資料〉

1）日本病院薬剤師会，院内製剤の調製及び使用に関する指針（Version 1.0）
2）日本病院薬剤師会監修（2008）病院薬局製剤［第 6 版］，薬事日報社

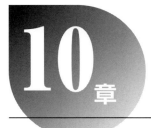

10章 中毒医療

■ **Advanced Mission**

中毒医療において，中毒原因物質の検出方法とその解釈，処置方法について学び，薬物中毒患者の症状，分析結果から中毒原因物質の推定，処置・治療法を他の医療スタッフへ情報提供するなど，中毒医療における薬剤師の役割を理解する．

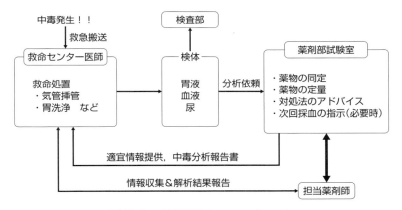

図10-1 中毒医療のフローチャート

　薬物中毒患者は，いつどんなときに救急外来へ搬送されるかわからない．中毒原因物質により対処法は異なるため，処置に至るまでの原因分析も含めて迅速な対応が必須となる．

10-1 中毒医療の概要

10-1-1 中毒医療とは

　救急外来に搬送される中毒症例の原因物質は，医薬品を含む薬物や農薬など化学物質のほか，たばこ，家庭用品（洗剤，ボタン電池など），動植物がある．しかしながら，当然搬送された時点では，その症状が病気によるものなのか，何らかの薬物によるものなのかわからないことが多い．搬送されたときの状況や全身状態の評価から薬物中毒が疑われれば，原因物質の特定，その

物質に対しての適切な処置が行われる．原因物質により対処法は異なるため，処置に至るまでの原因分析も含めて迅速な対応が必須となる．

10-1-2　薬物中毒とは

　ここでいう薬物中毒とは，自殺目的，誤飲，依存による乱用，化学テロなどにより，中毒量の中毒物質（薬物，農薬，化学物質など）を体内に摂取し，中毒症状を起こしている（または起こす可能性がある）状態のことである．こういった患者が搬送されてきた場合には，薬剤師として，中毒分析のみでなく，原因物質の特性，対処法などの迅速な情報提供が求められる．そのため，急性薬毒物中毒の原因として特に頻度の多い薬物や重症化しやすい薬物については，物質の体内での有害作用発現メカニズム，中毒量，中毒症状，治療方法を理解しておく必要がある．主な原因物質には，農薬と医薬品がある．農薬では，パラコート，ジクワット，有機リン系，カルバメート系などがある．医薬品では，催眠剤，精神安定剤，ベンゾジアゼピン系，メタンフェタミン，ブロムワレリル尿素，バルビツール酸系，アセトアミノフェンなどがあげられる．

10-2　中毒医療の実際

10-2-1　中毒に対する処置

　中毒に対する処置で注意すべき点は，ある原因に対して施行される処置が，他の原因に対しては全く正反対の結果をもたらす対応になることがあるということである．そのため，迅速かつ的確な原因の探索とそれに合わせた適切な処置が必要となる．

(1) 全身状態の管理

　原則として応急処置を施した後，全身状態を管理しつつ薬毒物の除去が行われるが，重篤な場合は直ちに対症療法が行われる．中毒物質の分析もそれに並行して行われる．

- 意識状態の確認：意識レベル（JCS：Japan Coma Scale，GCS：Glasgow Coma Scale），痙攣の有無など
- 呼吸管理：呼吸数，血液ガス（酸素分圧），胸部 X 線
　　　　　　⇒ 気道確保，気管挿管，酸素吸入など
- 循環管理：チアノーゼの有無などバイタルサイン
　　　　　　⇒ 昇圧剤の投与，補液投与，心臓マッサージ，電気的除細動など
- 体液管理：体液量・電解質バランス，酸塩基平衡，脱水の有無，尿量など
　　　　　　⇒ 補液投与，電解質補正，利尿薬投与など

10 章 中毒医療　　201

（2）中毒原因物質の除去

中毒原因物質が口から入った場合において，経口摂取された物質は，時間経過とともに消化管を移動し，全身循環血中に入っていく．中毒物質を体外に排除する処置は，中毒事故発生後の経過によって使い分ける場合がある．

・薬毒物の吸収阻止 ⇒ 催吐，活性炭・下剤の投与，胃洗浄

飲み込んだ場合は，水や牛乳を飲ませる．牛乳には，胃壁を保護し，毒物の働きを弱める作用がある．しかし，その一方で，飲み込んだ物質が，防虫剤や石油製品など脂溶性物質の場合は，吸収が促進されるため禁忌である．

中毒物質が胃内に留まっていると思われる服毒直後は，催吐して毒物除去を試みる場合もある．ただし，意識がないときや痙攣を起こしているときは，吐瀉物が器官に詰まる可能性があるため注意が必要である．また，強酸や強アルカリ（トイレ用洗剤など）が原因物質の場合は，食道の粘膜に化学火傷を起こす可能性があるため，催吐は禁忌となる．

摂取量が少なく致死的でない場合は，活性炭の投与もよく行われる．活性炭 50 g を水 200 mL に懸濁し，胃管から注入する．数回繰り返す場合もある．下剤と併用すると効果的である．

胃洗浄は，胃管経由で 200 mL 程度の微温水の注入排液を繰り返す（成人で 5〜20 L ほど）．服毒してから時間が経過するほど効果が低下するが，胃滞留時間の長い薬物は 7〜8 時間経過していても有効とされる．

・薬物の排泄促進 ⇒ 大量輸液，強制利尿，血液浄化

強制利尿は，特に尿中排泄される物質の除去に有効である．血清電解質と尿量を確認しつつ，乳酸リンゲルなどの開始液を 500〜1,000 mL/hr で静注する．尿量によっては利尿薬を付加する．弱酸性物質の中毒では，尿のアルカリ化も有用である（炭酸水素ナトリウムの反復投与，尿 pH を 7.5 以上に保つ）．

血液浄化は最終手段と位置づけられる．血液透析，血液吸着，血漿交換などが試みられることがある．

・解毒薬 ⇒ 薬理学的拮抗薬，化学的解毒薬，代謝促進薬

中毒物質は無数に存在するが，それを特異的に解毒する薬剤は限られている．代表的な解毒薬としては，薬理作用を利用したものでは有機リン中毒に対するプラリドキシム，化学的な反応を利用したものとして重金属に対するキレート剤，排泄を促進するものとしてはアセトアミノフェンに対する N-アセチルシステインなどがあげられる．

10-2-2　分析すべき中毒物質

日本中毒学会「分析のあり方検討委員会」（現：分析委員会）では，1999 年，分析機器を日常の中毒医療において最大限に機能させることを目的に「薬毒物分析の指針に関する提言」をまとめ，1）死亡例が多い中毒，2）分析が治療に直結する中毒（拮抗薬・治療薬），3）臨床医から分析依頼が多い中毒として 15 種類の薬毒物を選定し（表 10-1），各救命救急センターに配備された分析機器と定性分析キット（簡易検査キット）で対応すべき中毒を具体的に呈示した．

表 10-1　分析対象とする中毒物質（15 品目）

中毒物質	簡易検査とキット名	定量分析が有用	解毒薬・拮抗薬
ベンゾジアゼピン系	Triage®		フルマゼニル
三環系・四環系抗うつ薬	Triage®		
バルビタール類	Triage®	○	
アセトアミノフェン	アセトアミノフェン検出キット	○	N-アセチルシステイン
サリチル酸	呈色反応	○	
テオフィリン	アキュメーター・テオフィリン	○	
ブロムワレリル尿素	有機リン系農薬検出キット		
有機リン系農薬	有機リン系農薬検出キット		硫酸アトロピン，プラリドキシム
カルバメート系農薬	アグリスクリーンチケット AT-10 キット		硫酸アトロピン
パラコート・ジクワット	呈色反応，パラコート検知管	○	
グルホシネート	ペーパークロマトグラフィー	○	
メタノール	メタノール検知管	○	エタノール，ホメピゾール
ヒ素	メルコクァント® ヒ素テスト	○	ジメルカプロール
メタンフェタミン	Triage®		
シアン化合物	青酸検知管		ヒドロキシコバラミン，チオ硫酸ナトリウム，亜硝酸ナトリウム，亜硝酸アミル

10-2-3　中毒原因物質の検出方法

(1) 薬毒物中毒における血中濃度測定の意義

　中毒事例において薬物の関与を裏づけるには，まず原因物質を特定する必要がある．多くの場合，現場の状況や簡易スクリーニング法によって薬物を同定することが可能であるが，検査の時点で服用している薬物が自明とは限らない点は TDM と大きく異なる．

　薬物中毒は一種の過量服用に相当するが，薬物の体内動態が，正常量を服用した場合と異なるであろうことは容易に想像できる．しかし，そうした場合でも，体内の薬物濃度を測定することで，患者の状態や体内からの排泄量などを推察することは可能である．そのデータは，積極的な処置が必要であるか，あるいは経過観察に移行してよいのかの大きな判断材料となり，医療費の削減といった観点からしても意義は大きい．

(2) 中毒分析用の検体

中毒分析には通常，胃液（胃洗浄液），血液，尿の3検体が用いられる．これらの3種類の検体の定性・定量分析を行うことにより，患者体内での中毒物質の分布状態がわかる．
- 胃液⇒服用したが吸収されなかった薬物量
- 血液⇒今現在，身体の中にある薬物量
- 尿 ⇒服用し，体内に入ったが，すでに体外に排泄された薬物量

また，不明薬を服用したがその現物が手に入る場合は，それを分析することもある．

(3) 中毒分析用機器&試薬

東邦大学医療センター大森病院薬剤部では，1985年より薬物中毒時における原因物質の分析にTOXI-LAB®を使用し，さらに1999年以降，薬毒物HPLC分析システム，エネルギー分散型蛍光X線装置，次いで乱用薬物スクリーニングキットTriage DOA®が導入された．

現在は，以下の機器およびスクリーニング検査キットを用いて中毒分析を行っている．
- 乱用薬物スクリーニング検査キットTriage DOA®（アリーア メディカル）
- 中毒分析用HPLC分析システムClass-VP（島津製作所）
- LC-MS分析装置（島津製作所）
  など

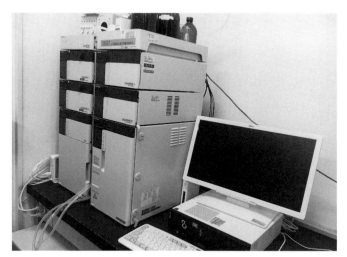

図10-2 HPLC分析システム
（東邦大学医療センター大森病院薬剤部提供）

① 乱用薬物スクリーニングキット Triage DOA®（アリーア メディカル）

適用可能検体：尿

検査時間：約 11 分

必要検体量：140 μL

検出限界：薬物にもよるが，50 ng/mL 程度まで検知可能

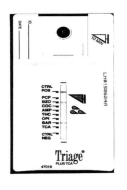

Triage DOA® 操作方法

 Step 1：サンプルの添加

　　反応カップのカバーをはずし，ピペットでヒト尿を 140 μL 添加して，15〜25℃で10分間反応させる．

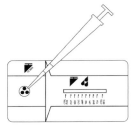

 Step 2：反応液の移動

　　反応カップの中の反応液全量を，ピペットで薬物検出ゾーンに移し，完全に吸収させる（ピペットのチップは新しいものに交換する）．

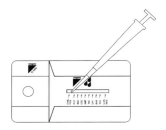

 Step 3：洗浄と判定

　　洗浄液を3滴，薬物検出ゾーンの中心部に滴下する．完全に吸収したら検査結果を判定する．

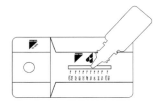

【特徴】
- 簡便な操作法で誰にでも操作可能である．
- 8種類の乱用薬物（ベンゾジアゼピン系薬物，バルビツール酸系薬物，三環系抗うつ薬，フェンシクリジン系薬物，コカイン系麻薬，モルヒネ系麻薬，大麻，覚せい剤）のスクリーニングが可能．代謝物も検出可能である．
- 交差性の問題があり，あくまでもスクリーニング結果として扱う必要がある．この試薬で陽性反応があったとしても，確定診断とはならない．
- 薬品名の同定，定量はできない．

② 中毒分析用 HPLC 分析システム Class-VP（島津製作所）
適用可能検体：胃液，血液，尿
検査時間：1 検体あたり約 40 分
必要検体量：200 μL
検出限界：1 μg/mL 程度まで
試料の調製：遠心チューブに検体 200 μL とアセトニトリル 400 μL を加え，vortex ミキサーで撹拌し，15,000 rpm，5 分間遠心分離後，上清 30 μL を HPLC に注入し測定．

【特徴】
・紫外線領域に吸収を持つ物質であれば検出できる（UV フォトダイオードアレイ検出器搭載）．
・中毒物質の UV スペクトルライブラリが搭載されており，ライブラリに登録されている物質であれば，標準物質がなくても同定できる．標準物質があれば定量も可能．
・簡単な前処理のみで測定できる．
・ベンゾジアゼピン系薬物や三環系抗うつ薬などの感度は悪い（ng/mL 単位のもの）．

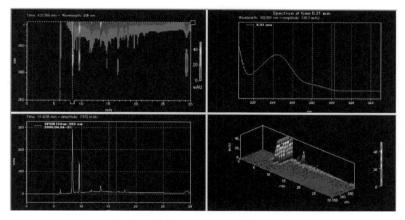

図 10-3　実際の分析画面（アセトアミノフェン中毒の症例）
（東邦大学医療センター大森病院薬剤部提供）

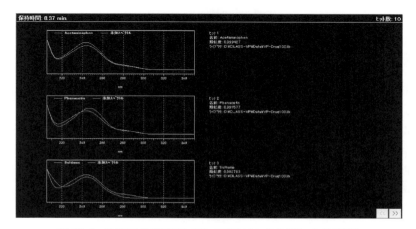

図 10-4　実際の分析画面（ライブラリとの比較による定性）
（東邦大学医療センター大森病院薬剤部提供）

③ LC-MS 分析システム

適用可能検体：胃液，血液，尿

検査時間：20〜40 分程度

必要検体量：測定系による

検出限界：測定系による

特徴

- UV 検出器（単波長用）と質量分析計（MS）が付属しているため，微量な物質も検出可能だと考えられる．
- ライブラリがないため，定性・定量には標準品が必要となる．
- 感度がよいため，検体の前処理が必要である．
- 目的とする薬物に対する測定系を確立する必要があるため，緊急時の対応は難しい．

　以上の点から，不明薬物のスクリーニングには不向きであると考えられる．

10-2-4　中毒情報の検索と情報提供

(1) 患者からの情報収集

　中毒情報の文献検索や検体検査結果の評価をするために，まず以下のような患者情報を的確に収集する必要がある．

① 服毒した時間

② 服毒した可能性のある物質と量

③ 現在出現している症状

④ 病院に到着した（処置を開始した）時間

⑤ 検体を採取した時間

　短時間で状態が変化していく可能性があるため，どのくらいの時間を経過して現在の様態に至っているかを把握することは重要である．また，上記の ① 〜 ③ に関しては，中毒医療にかかわらず，副作用の発現や医薬品の誤用などの際にも薬剤師が確認する項目である．

(2) 文献検索

　前述のとおり，中毒医療への薬剤師の関与としては，中毒物質の分析とならび，中毒物質の特性，中毒量，中毒症状，対処法などの迅速な情報提供が主体となる．

　医薬品の誤飲・過量服用の場合は，添付文書・インタビューフォームも有力な基本的情報源であり，様々な視点から参照する必要がある．急性中毒情報ファイルをはじめとした成書は，臨床で広く用いられ信頼性も高いので，必ず参照するべきである．

　日本中毒情報センターの web サイトでは一般向けにわかりやすく中毒事故発生時の対応などを公開している．実際に，寄せられた中毒症例が一部公開されており，わが国で発生している中毒事故の現状を知るよい機会となるためぜひ一度閲覧してほしい．

10 章 中毒医療　　207

〈参考資料〉
　1）森博美，山崎太編著（2008）急性中毒情報ファイル　第4版，廣川書店
　2）西勝英監修（2003）薬・毒物中毒救急マニュアル　改訂7版，医薬ジャーナル社
　3）日本中毒学会編集（2008）急性中毒標準診療ガイド．じほう
　4）日本中毒学会 web サイト
　5）日本中毒情報センター web サイト

　また，日本中毒情報センターでは一般向けに，また医療従事者向けにも，電話にて24時間対応する有料の急性中毒相談サービスを提供している．
医療機関専用（1件につき2,000円）
　　・大阪中毒110番（24時間対応）072-726-9923
　　・つくば中毒110番（9時～21時対応）029-851-9999
　これらで情報が不十分な場合や根拠など詳しい情報が必要な場合は，医中誌，Pub Med から文献検索することもある．

　臨床においては，動物実験のデータしか入手できない場合にそのデータをどのように解釈するか，あるいは中毒に関するデータが全くない場合などどうすべきか判断に迫られる状況も存在する．

10-2-5　症例検討

　次の症例について情報提供を求められた．どのような情報を揃えればよいかを考察せよ．なお，実際の中毒症例では，服毒物質が1種類とは限らない．また，風邪薬など合剤の多い市販薬の場合は，注意するべき服毒物質が複数考えられる場合がある．

【症例1】
患者：26歳女性
現病歴：以前より摂食障害で他院通院中であったが，リストカットや大量内服にて入院を繰り返していた．X月X日の20時頃にパブロンSゴールド錠を計180錠内服した後頻回に嘔吐したため，家族が問い詰めたところ，風邪薬を大量内服したことがわかり，服用6時間後に家族に連れられて救急外来受診となった．
入院時現症：意識レベルは清明で，体温は35.6℃，血圧は98/60 mmHg，脈拍は60回/分，呼吸数20回/分であった．
入院時検査所見：異常所見なし

設問1．パブロンSゴールドに含まれる薬物を調べ，その成分の中毒量と中毒症状および必要な処置方法について述べよ．

設問2．この患者はこの後，入院となった．モニタリングするべき項目（バイタルサイン，

検査値など）をあげよ.

設問 3. 来院時（パブロン服用 6 時間後）の胃液，血液，尿が採取され，薬剤部に分析依頼が出された. 考えうる分析方法をあげよ. また，今後採血などが必要であれば，そのタイミングと理由も併せて述べよ.

【症例 2】

患者：34 歳女性

現病歴：X 月 X 日午前 7 時 30 分頃に公園で倒れているところを通行人が発見し，意識がなかったため救急要請. 午前 8 時に救急車での来院となった. かばんの中に遺書らしきメモと薬の空袋（アミトリプチリン，ブロチゾラム）が大量に入っていた.

入院時現症：意識レベルは JCS＝300，GCS＝E1，V1，M1 で，体温は 36.1℃，血圧は 102/74 mmHg，脈拍は 130 回/分，呼吸数 22 回/分，SPO_2＝98%（room air）であった.

入院時検査所見：K＝2.7 mEq/L と低値，血糖値は 145 とやや高値である点以外は異常所見なし.

設問 1. 服用したと考えられる薬物の中毒量と中毒症状および必要な処置方法について述べよ.

設問 2. この患者はこの後，入院となった. モニタリングするべき項目（バイタルサイン，検査値など）をあげよ.

設問 3. 来院時の胃液，血液，尿が採取され，薬剤部に分析依頼が出た. 患者尿を用いて乱用薬物スクリーニング検査キット Triage DOA® で分析したところ，三環系抗うつ薬とベンゾジアゼピン系薬物に陽性反応が出た. この後，どのような分析が必要だと考えられるか.

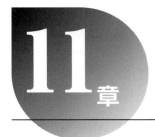

11章 治験管理

■ Advanced Mission

薬が世に出るまでの経過と臨床試験の重要性，被験者への倫理面の配慮，科学性との関係および治験に関わる薬剤師の業務を理解し，治験に関わる業務について，基本的知識，技能，態度を修得する．

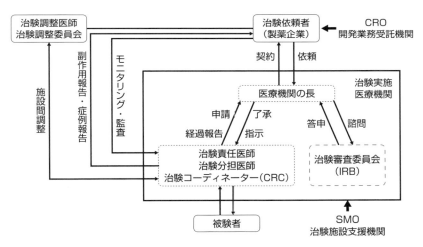

図 11-1　治療管理のフローチャート

院内において治験を実施するためには，必要な申請書類を作成し，各施設の治験審査委員会で審議する必要がある．治験実施に携わる各部門の関連を図 11-1 に示した．

11-1 薬が世に出るまで

11-1-1 治験とは

治験から得られる情報としては，適応症，用法，用量，副作用情報などであり，承認後はこれらの情報が添付文書に記載される．

1）治験は治療か試験か？

- 原則として試験である
- 安全性と有効性を詳しく調べる
- 将来の人への「贈り物」（現在使用されている「くすり」は，先人の好意により誕生したものであり，先人の「贈り物」）
- 既存治療で効果不十分な場合，治験薬で恩恵を受ける可能性もある

2）治験の実施数

日本における治験計画届出数の推移を図11-2に示す．各施設の治験実施数については，治験は企業から依頼されて実施するものであり，受託状況により年度ごとに異なる．

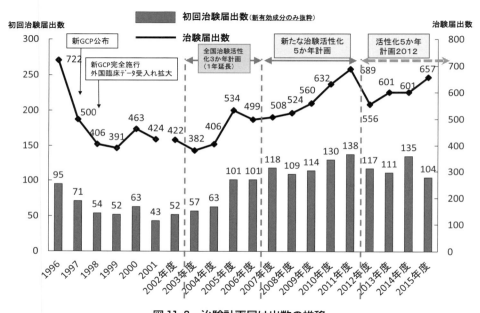

図11-2　治験計画届け出数の推移
（厚生労働省医薬・生活衛生局医薬品審査管理課，医薬品等の審査及び治験に関する最近の動向）

11-1-2　臨床試験の段階

臨床試験の段階には以下のものがあり，それぞれ対象と目的が定められている．

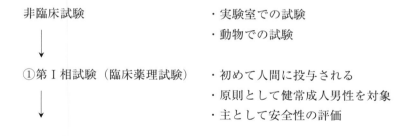

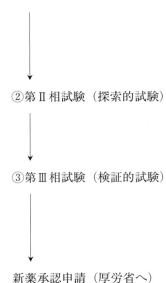
（臨床安全量の範囲の推定）
（薬物動態，薬力学的検討）
＊抗悪性腫瘍剤では健常成人への試験は行わない

②第Ⅱ相試験（探索的試験）
・少数の患者を対象
・有効性，安全性の評価
・薬剤の適正な投与量の決定

③第Ⅲ相試験（検証的試験）
・より多数の患者を対象
・有効性，安全性の確認
　（実際の臨床使用における比較試験）
・用法，用量の確認

新薬承認申請（厚労省へ）

第Ⅳ相（治療的使用）
・市販直後調査
・使用成績調査，特定使用成績調査
・製造販売後臨床試験

【製造承認後の試験，調査】
④ 市販直後調査，使用成績調査など
・使用患者数が一気に増えるため，安全性の確認や治験で検出できなかった副作用情報の収集
・治験では確認できなかった，薬剤の本質的な効果やよりよい治療法などの検討
⑤ 製造販売後臨床試験
・承認された効能，効果，用法，用量の範囲で薬物の適正使用情報を得るために行う試験

　従来の日本の治験の多くが諸外国で行われた治験結果の後追いであり，外国の治験結果を受けて順に開始・進行する場合が多かった．このような背景から，医薬品の臨床開発の時間的経過を強調し，その段階を第Ⅰ相，第Ⅱ相，第Ⅲ相，第Ⅳ相と呼んでいた．しかしながら，世界で同時に開発が行われるようになると第Ⅰ相から順に治験が進行することがなくなり，試験の内容を強調した呼び方に変更されるようになった（図11-3）．この呼び方の変更は，「臨床試験の指針」などでも行われている．

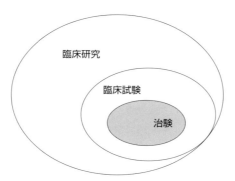

臨床研究：人を対象とした医学研究すべてを含む
臨床試験：臨床研究のうち，よりよい治療法の確立を目指し，医師が行う患者を対象とした試験
治　　験：臨床試験のうち，厚生労働省承認申請のためのデータを得るための臨床試験

図 11-3　臨床研究・臨床試験・治験の関係

11-1-3　治験の種類

治験の種類は大きく分けて以下のようになる．

1) オープン試験
- 医師と被験者双方が何を投与（服用）しているかわかっていて，盲検化されていない試験
- 開発中の治験薬のみを使用する
- 評価にバイアスが生じる可能性がある

2) 二重盲検比較試験（ダブルブラインド試験）
- 医師と被験者いずれにも何を投与（服用）しているかわからずに行う試験
- 無作為割付が行われる
- 開発中の治験薬と対照薬（プラセボまたは現在市販されている代表的な薬など）との比較を行う
- 治験薬〇組×番と処方され，組番が違えば中身が異なる
  先入観で有効性，安全性を評価しないよう何が投与されているか治験依頼者にも病院側にも患者にも最後（全部の症例報告書が固定されるまで）までわからない．
- 評価に影響を与えるバイアスを減らすことができる

3) 単盲検試験
- 医師は何を投与しているかわかっていて，被験者にはその情報を知らせずに行う試験

11-1-4 治験の代表的な方法

1) 並行群間比較試験
- 被験者をいくつかの試験群に割り付ける
- 試験開始から試験終了まで試験群ごとに異なった治療を行い，試験群間の比較を行う

2) クロスオーバー試験
- 同一患者を対象に2つ以上の試験治療を行う順序をランダムに割り付ける
- 同一の被験者について，異なった治療法を比較することができる

11-1-5 プラセボ（placebo）

　プラセボとは，有効成分が含まれていない製剤（乳糖，生食など）で，外観では区別ができないようにつくられた製剤である．治験において，治療薬の対象として汎用される．「有効成分が含まれていない≠効かない」ではなく，実際には効果も副作用もみられる．したがって，薬はプラセボより有用であることが最低条件となる．

【プラセボ使用の利点と欠点】
　　メリット―背景を一定にできる
　　　　　　―最も信頼性の高いデータが得られる
　　デメリット―有効成分の入っていない治験薬を投与する
　　　　　　　―試験デザインの倫理面から評価が必要

11-2 臨床試験・治験，製造販売後調査の実施を定めた法律・省令・通知

11-2-1 治験に対する規制

　新薬開発には，「医薬品，医療機器等の品質，有効性および安全性の確保等に関する法律（医薬品医療機器等法）」，臨床試験実施基準ならびに関連通知で定められた規制がある．治験を行うためには，新薬開発のプロセスを理解し，規制について熟知しておく必要がある．

- 治験は「医薬品の臨床試験の実施の基準」，「医療機器の臨床試験の実施の基準」で規制されている．
- これは治験および製造販売後臨床試験に関する遵守事項を定め，被験者の保護のもとに，治験の科学的な質と成績の信頼性を確保することを目的とする．
- 人的資源の節約および必要な薬剤を速やかに必要な患者に供給すること，最終的には世界同時開発および各国間のデータの相互利用を目的とした「ICH*-GCP」に日本も合意し，平成10

---

*ICH（International Conference on Harmonization）：日・米・欧の規制当局と業界団体による国際的な医薬品開発の標準ガイドラインを定める国際ハーモナイゼイション会議

年に世界（三極）共通の医薬品開発の基準を作成した.

【ICH-GCP で求められる主な内容】
① 被験者の保護
  ・安全面からの保護
  ・文書による治験参加の説明と文書による同意の取得
② 臨床試験の科学性の保証
  ・治験実施計画書を守って臨床試験を科学的に行い信頼性のあるデータを得る
③ （院内）治験審査委員会（IRB）の強化
  ・治験の科学性, 倫理性を審査する
  ・委員会への専門外委員, 外部委員の出席が必須
  ・治験実施の適否
  ・少なくとも年に1度, 治験の継続を審査
  ・未知で重篤な副作用の評価など
④ 責任者の明確化
  ・原則として治験依頼者（製薬会社）
  ・治験責任医師, 分担医師
  ・治験協力者（CRC など）
    （米では主に看護師, 日本では薬剤師と看護師とその他）
⑤ （原資料＝カルテなど）直接閲覧の実施（治験依頼者の責任）
  ・治験が正しく正確に行われたかの確認
  ・症例報告書と原資料（カルテなど）との整合性の確保
  ・勘違い（間違った）データでの申請は許されない
⑥ 病院の環境の整備
  ・治験事務局の設置
  ・治験関連「標準業務手順書」の作成

11-2-2 医薬品の臨床試験に関する実施基準

「医薬品の臨床試験に関する実施基準」は, GCP（good clinical practice）と呼ばれる. 1998年4月に実施された新 GCP は「省令（厚生省令第28号）」であるため, 治験の実施にあたって, 遵守しなければならず, 違反した場合は法的に罰せられる.

　　目的：治験の計画, 実施, モニタリング, 監査, 記録, 解析および報告等に関する遵守事項を定め, 被験者の人権, 安全および福祉の保護のもとに, 治験の科学的な質と成績の信頼性を確保すること

特徴：
① 役割・責任の明確化
　　治験総括医師の廃止, 治験依頼者の責務拡大, 治験責任医師の業務
② インフォームド・コンセントの厳格化

文書同意，説明事項拡大，非治療的・救命的治験関連の規定

③ 管理システムの明確化

標準業務手順書（SOP），モニタリング・監査，記録の保管

④ 治験審査委員会の強化

設置者の多様化，委員構成，運営手順の明確化

11-2-3　医薬品の製造販売後の調査および試験の実施の基準

医薬品の製造販売後の調査および試験の実施の基準は，GPSP（good postmarketing study practice）と呼ばれ，以下のことが書かれている．

① 医薬品および医療機器については，再審査・再評価を受けるための製造販売後調査の実施が医薬品医療機器等法上で義務づけられている．

② 医薬品および医療機器の製造販売後調査とも，その目的に応じて，使用成績調査，特定使用成績調査，製造販売後試験がある（製造販売後臨床試験は GPSP のほか，GCP が適応されることに留意する）．

③ GPSP には医療機関に対する責務は規定されていないが，医薬品および医療機器が安全に使用されるよう，信頼性の高いデータを製造販売業者に提供することが，医薬品の適正使用，医療の質の向上・安全につながる．

表 11-1　製造販売後調査・試験の種類

使用成績調査	日常の診療における医薬品の使用実態下において，患者の条件を定めることなく，副作用による疾病などの種類別の発現状況ならびに品質，有効性および安全性に関する情報を検出または確認する調査
特定使用成績調査	使用成績調査のうち，日常の診療における医薬品の使用実態下において，小児，高齢者，妊産婦，腎機能障害または肝機能障害患者など，有効性および安全性に関する情報を検出または確認する調査
製造販売後臨床試験	治験または使用成績調査の成績の検討結果で得られた推定などを検証したり，日常の診療における医薬品の使用実態下では得られない品質，有効性および安全性に関する情報を収集するため，承認された用法・用量，効能・効果に従って行う試験

11-2-4　臨床研究の倫理指針

近年の医学研究の多様化に伴い，臨床研究に関する指針ならびに疫学研究に関する倫理指針の適応関係が不明確になってきたこと，研究をめぐる不正事案が発生したことから，以下のように人を対象とする医学系研究に関する倫理指針等が整備されてきている．

- 人を対象とする医学系研究に関する倫理指針
- ヒトゲノム・遺伝子解析研究に関する倫理指針
- 遺伝子治療等臨床研究に関する指針
- 臨床研究に関する倫理指針

各指針とも，社会の理解と協力を得て，臨床研究や疫学研究の適正な推進が図られることを目的として，個人の尊厳，人権の尊重，その他の倫理的および科学的観点から研究に携わるすべての関係者が遵守すべき事項が定められている．

【各指針の基本方針】
　① 社会的および学術的な意義を有する研究の実施
　② 研究分野の特性に応じた科学的合理性の確保
　③ 研究対象への負担および予測されるリスクおよび利益の総合評価
　④ 独立かつ公正な立場に立った倫理審査委員会による審査
　⑤ 事前の十分な説明および研究対象者の自由意思による同意
　⑥ 社会的に弱い立場にある者への特別配慮
　⑦ 個人情報等の保護
　⑧ 研究の質および透明性の確保

11-3　治験実施の基盤整備

11-3-1　治験の流れと治験審査委員会

　院内において治験を実施するためには，必要な申請書類を作成し，各施設の治験審査委員会で審議する必要がある．以下に治験開始から終了までの流れと治験審査委員会について示す．

1）院内における治験開始から終了までの流れ（例示）

　治験依頼者からの事前調査　治験依頼者が当院で治験が実施可能かどうか調査する
　　　↓　　　　　　　　　　（医師，治験事務局）
　治験依頼者と治験責任医師の間で合意
　　　↓　　　病院長に対し治験の申請に必要な書類を添えて申請する
　事前ヒアリング　IRB に提出予定の資料内容の確認
　　　　　　　　　（IRB 委員長・副委員長，治験薬管理者，CRC，医事課，検査部・その他）
　　　↓　　　病院長は治験実施の適否について IRB に審議を依頼する
　IRBでの審査
　　　↓　　　IRB が治験の実施を審議する
　結果の通知　病院長が IRB の結果を依頼者および責任医師に通知する
　　　↓
　　契約　承認の場合は病院長（大学病院によっては医学部長）と治験依頼者で契約する
　　　↓　　　円滑な治験実施のための準備を行う（症例ファイルの作成，その他）
　治験薬搬入
　　　↓
　スタートアップミーティング　（治験責任（分担）医師・CRC・検査部・その他）
　　　↓

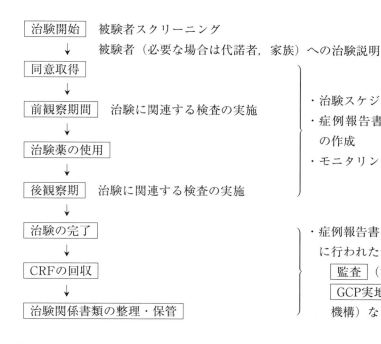

2) 治験審査委員会（IRB：institutional review board）
① IRBの設置
　医療機関の長が設置し，その組織を選任する
② IRBの構成
　倫理的および科学的観点から十分に審議し，また以下の点を考慮して構成する
　―5名以上の委員からなること
　―医療または臨床試験に関する専門的知識を有する者以外の参加
　―実施医療機関と利害関係を有しない者の参加
　　委員構成例：医師，薬剤師，看護師，専門外委員，施設外委員
③ 審議事項
　新規申請，重篤な有害事象（当院症例），安全性情報，治験継続など

3) 新規治験の申請に必要な書類
① 治験依頼書
② 治験実施計画書
③ 症例報告書（CRF）の見本
④ 同意文書およびその他の説明文書
⑤ 被験者の募集手順（広告等）に関する資料
⑥ 治験薬概要書
⑦ 被験者の安全等に係わる報告
⑧ 治験の費用について説明した文書
⑨ 健康被害に対する補償に関する資料
⑩ 治験責任医師の履歴書

⑪ 治験分担医師・治験協力者リスト

⑫ 予定される治験費用に関する資料

⑬ その他 IRB が必要と認める資料

4) 治験薬管理業務

① 実施医療機関の長は治験薬の管理に責任を有するものであるが，その適正な管理のために治験薬管理者を選任する．

② 治験薬管理者は原則として薬剤師で「治験薬の管理に関する手順書」に従って治験薬を管理する．

11-3-2 モニタリング・監査および GCP 実地調査と信頼性の確保

1) GCP におけるモニタリングの定義

治験の信頼性を確保するために，治験の進捗状況ならびに治験が GCP および治験実施計画書に従って行われているかどうかについて治験依頼者が実施医療機関に対して行う調査である．

2) GCP における監査の定義

治験により収集された資料の信頼性を確保するために，治験が GCP および治験実施計画書に従って行われていたかどうかについて治験依頼者が行う調査である．

3) GCP 実地調査

医薬品医療機器総合機構が行う調査で，治験依頼者に対する調査と実施医療機関に対する調査があり，それぞれ GCP に従って治験が行われたかどうかについて調査する．

4) モニタリング・監査実施への準備と対応

① 日時の設定：モニター・監査担当者と実施日を調査し，決定する．

② 内容・手順の確認：担当者より提出された連絡票に基づいて内容，手順を確認し，原資料を準備する．

③ 場所の確保：必須文書の確認や原資料と症例報告書の照合の作業が円滑に行える場所を準備する．

④ モニター*・監査担当者の確認：モニター・監査担当者が指名された者であることを確認する．

---

*モニター：医薬品開発において，治験依頼者により任命され，モニタリング（治験実施施設において，治験が実施計画書等を遵守し，適正に行われているかどうかを監視，確認すること）を担当する者．治験モニタリング担当者の略称．CRA（clinical research associate）と呼ぶ場合もあるが，CRA は，どちらかといえば，主に米国でよく用いられる呼称である．

11-3-3 開発業務受託機関と治験施設支援機関

治験依頼者の業務を一部代行する開発業務受託機関（CRO：contract research organization）と医療機関側の業務を一部代行する治験施設支援機関（SMO：site management organization）がある．以下に特徴を示す．

1）開発業務受託機関：CRO

製薬企業から委託を受けて，医薬品の開発に関わる業務を行う組織である．

製薬企業にとって医薬品開発は重要な課題であるが，一方で開発経費の削減も必要となる．したがって，企業は必要最小限のスタッフで効率よく開発を進めるため，CROへ開発業務を委託し経済効率を高めている．また欧米では，製薬企業の社員がモニターとして医療機関に出向くことはなくCROが行っている．

2）治験施設支援機関：SMO

医療機関の治験実施体制を支援する機関（医療機関側の業務を受託する）である．

日本においては，新GCPが施行されてから治験の進行が遅くなったため，以前にも増して海外で治験が行われるようになり「治験の空洞化」といわれる状況になった．このような背景から，クリニックなどの小規模医療機関における治験が生活習慣病治療薬を中心に増加している．それとともに小規模医療機関では治験実施に必要なCRCの確保が困難なため，SMOがCRCを派遣し治験管理業務を支援するようになった．その結果，治験を円滑に実施できる環境となり，大規模病院より短期間で終了し実施率も高いと評価されている．

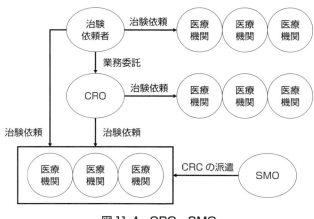

図11-4　CRO，SMO

11-4 臨床試験における科学性と安全性の確保

11-4-1 治験薬概要書・治験実施計画書

　治験実施計画書の内容はIRBで審議され，この内容であれば倫理的にも科学的にも問題がないと実施が許可されたものである．そのため，治験実施に際しては治験実施計画書に記載されている内容を遵守しなければならない．CRCは治験薬概要書・治験実施計画書の構成を理解しておく必要がある．

1）治験薬概要書の構成
① 物理的・化学的および薬剤学的性質ならびに製剤組成
② 薬理，毒性，薬物動態および薬物代謝（非臨床試験成績）
③ 臨床試験成績
④ データの要約および治験責任医師に対するガイダンス
など

2）治験実施計画書の構成
① 治験実施計画の概要
② 治験実施体制
③ 治験計画の経緯
④ 治験の目的
⑤ 治験のデザイン
⑥ 被験者の選択・除外・中止基準
⑦ 被験者に対する治療
⑧ 有効性の評価
⑨ 安全性の評価
⑩ データの集計・統計解析
⑪ 治験の品質管理および品質保証，ならびに原資料などの直接閲覧
⑫ 倫理的および法的事項
⑬ CRFと記録の保存
⑭ 金銭の支払いおよび保険
⑮ 公表に関する取り決め
⑯ 治験期間
⑰ 参考文献
など

11 章 治験管理　　221

11-4-2 治験実施計画書からの逸脱

　前述のごとく，治験実施計画書は完全遵守が原則であるが，遵守できない場合もある．その場合は，理由の如何にかかわらず記録しておく必要がある．特に緊急回避のための逸脱は病院長および治験依頼者への報告が必要とされ，また，逸脱の内容によってはその時点での治験の実施が中止される場合があるため，逸脱に至った状況を記録する必要がある．

　CRC は治験に参加してくれた被験者のデータが使えないような事態にならないよう準備段階から検討し，治験実施計画書からの逸脱を発生させない心構えが必要である．

11-4-3 インフォームド・コンセント

　インフォームド・コンセント（informed consent）は，日本医師会の訳では「説明と同意」とされているが，ある患者会からは「理解と選択」が妥当ではないかという意見がある．治験においても説明するということよりも，患者に理解してもらうことを念頭に置いて説明すべきである．

　GCP では被験者に説明すべき内容として以下の事項が決められている．

① 治験が研究を伴うこと
② 治験の目的
③ 治験責任医師の氏名，職名，および連絡先
④ 治験の方法
⑤ 予期される臨床上の利益および危険性または不便
⑥ 患者を被験者にする場合には，当該患者に対する他の治療方法の有無およびその治療方法に予測される重要な利益および危険性
⑦ 被験者の治験への参加予定期間
⑧ 治験への参加は被験者の自由意思によるものであり，被験者またはその代諾者は，被験者の治験への参加を随時拒否または撤回することができること，また，拒否・撤回によって被験者が不利な扱いを受けたり，治験に参加しない場合に受けるべき利益を失うことはないこと
⑨ モニター，監査担当者，IRB および規制当局が原医療記録を閲覧できること，その際，被験者の秘密は保全されること，また，同意文書に被験者またはその代諾者が記名捺印または署名することによって閲覧を認めたことになること
⑩ 治験の結果が公表される場合であっても，被験者の秘密は保全されること
⑪ 被験者が治験および被験者の権利に関してさらに情報が欲しい場合または治験に関連する健康障害が生じた場合に照会すべきまたは連絡をとるべき実施医療機関の相談窓口
⑫ 治験に関連する健康被害が発生した場合に被験者が受けることのできる補償および治療
⑬ 治験に参加する予定の被験者
⑭ 治験への参加の継続について被験者またはその代諾者の意思に影響を与える可能性のある情報が得られた場合には速やかに被験者またはその代諾者に伝えられること
⑮ 治験への参加を中止させる場合の条件または理由
⑯ 被験者が費用負担をする必要がある場合にはその内容

⑰ 被験者に金銭などが支払われる場合にはその内容

⑱ 被験者が守るべき事項

⑲ 当該治験の適否等について調査審議を行う IRB の種類，IRB において調査審議を行う事項その他当該治験に関わる IRB に関する事項

　以上の内容について被験者用同意説明文書を用いて説明するが，被験者にわかってもらうことを第一に考え，強いるような表現は避ける．また，副作用については今までに得られた情報であり，治験期間中に普段と違う症状などを感じた場合には，すぐに医療機関に連絡するよう伝えることも重要である．

　上記 ⑯ に関連して現在の日本の保険外併用療養費に関する被験者の自己負担分について現状を説明する必要性がある．なお，治験別に被験者の自己負担分を依頼者と相談し，最終的には IRB の承認をもって依頼者の費用負担が変更する場合もある．

11-4-4 安全性情報の評価と管理

　新たに得られた安全性情報の評価方法と管理・伝達方法を理解し，的確に対応する必要がある．

1）有害事象と副作用
- 有害事象：治験薬を投与された患者に生じたあらゆる好ましくない医療上の出来事で，当該治験薬との因果関係の有無は問わない
- 副作用：薬物との因果関係が否定できない医療上の出来事

【重篤な有害事象】
- 死亡
- 死亡につながるおそれのある事象
- 治療のための入院または入院期間の延長
- 永続的または顕著な障害・機能不全に陥るもの
- 後世代における先天性の疾病または異常
- その他医学的に重要な事象（上記の結果に至らぬよう処置を要する事象など）

　治験においては，すべての有害事象を報告しなくてはならず，特に重篤な有害事象は知りえてから 24 時間以内の報告が必要である．

2）なぜ有害事象の報告が必要か？
　有害事象の報告が厳格化された背景に過去の薬害がある．

例）ソリブジン事件（4 章 Column，p.84 参照）

　ソリブジンの市販後に服用患者で骨髄機能抑制を原因とした死亡例が数件発生した．治験中にも死亡例はあったが，ソリブジンに骨髄機能抑制作用はなく因果関係なしと判断され報告されなかった．→5-FU との相互作用が原因であった．

3）健康被害発生時の対応

治験に参加中の被験者に健康被害が発生した場合は，被験者の治療を最優先し，その後に適正な報告を行わなければならない（治験責任医師への報告，治験責任医師から依頼者・医療機関の長への報告，必要に応じて健康被害補償への対応）．

4）重篤な有害事象発生時の報告

① 電話，FAX 等で第 1 報
  （知りえてから 24 時間以内が多い）
② 詳細な追加報告書 ┐
③ 続報も提出   ┘ その時点でわかりうる情報を報告

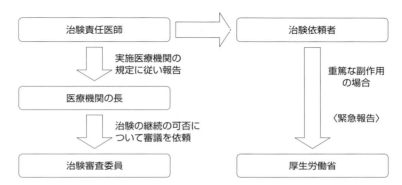

図 11-5 有害事象発生時の報告の流れ

11-5 治験コーディネーターの役割と業務

11-5-1 治験コーディネーター（CRC）とは

治験コーディネーター（CRC）は，医療機関において，治験責任医師・分担医師のもとで，治験に関わる事務的業務，業務を行うチーム内の調整など，治験業務全般をサポートする．日本における CRC は，薬剤師や看護師が中心として活躍しており，全国的な数は，薬剤師≦看護師である．CRC の臨床能力として，科学性，倫理性，信頼性を念頭に入れた知識，技術，態度が求められる．

【CRC の役割（図 11-6）】
① 創薬ボランティアとして参加する被験者のケア
② 治験責任（分担）医師の支援
③ 治験依頼者側との対応（モニタリングと監査など）
④ 三者間（患者，医師，治験依頼者）で全体のコーディネーション

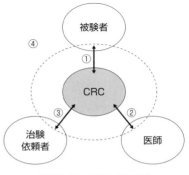

図 11-6 CRC の役割

11-5-2 CRC の業務

ICH-GCP への移行に伴い，倫理的，科学的かつ正確な治験の実施を行うため，CRC が治験業務を行っている．具体的な業務としては，以下のものがあげられる．

1) GCP の遵守

治験の実施には GCP の遵守が必須であり，治験責任医師などは治験を受託するときに GCP を理解していなければならないが，現実には難しく，治験を専門で行っている治験事務局および CRC が GCP に精通する必要がある．

2) 治験実施計画書の遵守

GCP とならび治験実施計画書の遵守も治験実施の重要な点であり，医師の診察時に同席し，GCP および治験実施計画書の不遵守（必要時に必要な検査，もれなく観察を実施）がないことを確認している．

3) 被験者のスクリーニング

治験の迅速な実施のために，治験責任医師からの依頼により電算室データやカルテからの患者候補のピックアップを行っている．

4) 同意取得の補助

該当する被験者に対して GCP に規定された 19 項目を患者に説明することが必要であるが医師の依頼で患者への説明を行っている．この業務は単に医師のサポートというだけではない．患者にとっては，医師には質問しづらい，参加の意思がなくても断りづらいということもあるため，「患者の自由意思による治験への参加」という観点からも，CRC の重要な業務といえる．

5) 患者との面談

患者情報の収集（服薬状況，有害事象の有無など）や服薬指導を行う．

6) 直接閲覧への対応

治験開始前に当該治験のモニタリング手順書を入手し，内容を把握する．開始後は，日時の設定・内容確認・場所の確保などの調整を行う．

7) CRF の作成補助

カルテに記載された医学的判断を必要としない事項の転記など CRF を作成する．

CRF に関する注意点として，CRF に記載され，カルテなど原資料に記載のないものは原則としてねつ造とみなされるため，CRF に記載されるべきデータは原資料中でも確認できなければならない．必要なデータをもれなく収集するため，カルテ用に CRF 記載内容をすべて含んだワークシートを作成し，データの収集もれを防ぎ，付随して被験者の来院時に効率よく正確に治験が実施できるよう患者用症例ファイルを用意している．

11章 治験管理 225

その他の業務には，症例ファイルの作成，プロトコル遵守の確認，IRBへのオブザーバー参加，有害事象発生時の対応がある.

11-5-3 インフォームド・コンセントにおける CRC の役割

治験担当医師の業務軽減，患者にとって主治医よりも気軽に断ることができるという倫理的なメリットを持つ．治験の対象疾患によってインフォームド・コンセントの方法や手順は違ってくるが，常に患者の立場に立って対応することが重要である．治験を実施している期間中に治験参加の継続について影響を与える可能性がある情報が得られた場合も同様に対応する.

11-5-4 治験に関わる薬剤師の役割

薬剤師が治験に関わることで，GCPなどの基準を遵守するのはもちろんのこと，治験薬の管理や被験者の病態に応じた処方提案や併用薬などを含めた服薬支援を適切に実践でき，被験者に対し倫理性と安全性を担保することができる.

1）薬剤師に求められる役割
- 併用禁止薬，併用可能薬のチェック
- 正しい治験薬の使用に関する指導
- 薬の有効性，安全性の評価

2）治験薬調剤の留意事項
- 投与期間，投与日数の確認
- 治験薬の処方箋は原本を治験事務局が保管する
  （治験関連資料の保管期間が処方箋の保管期間より長いため）
- 治験薬管理表を用いて調剤内容（種類，調剤数）を管理し，入庫数，調剤数，在庫数の完全な一致が求められる
- ＊二重盲検試験の場合は，被験者とともに医療者もその治験薬が何かわからないように，薬品名が伏せられ，コード（番号など）が振られている．調剤時には，被験者に割り振られたコードを確認し，正確に調剤しなくてはならず，通常の調剤と異なる注意が必要である.

〈参考資料〉
1）日本臨床薬理学会編集（2013）CRCテキストブック第3版，医学書院
2）日本臨床薬理学会編集（2017）臨床薬理学第4版，医学書院
3）山田浩，中野眞汎，鈴木千恵子編集（2006）すぐに役立つ！CRCスキルアップ実践マニュアル，メディカル・パブリケーションズ
4）小西敏郎監修（2009）CRCのための治験業務マニュアル第2版，じほう
5）古川裕之，神谷晃編集（2006）臨床試験のマネジメント，エルゼビア・ジャパン
6）古川裕之，神谷晃監修（2010）CRCのための治験110番Q＆A2010，じほう

索　　引

あ

ICH-GCP	214
ICT	59
RCA	178, 179
安全キャビネット	140
安全性速報	43, 88
アンプル	122

い

痛み	33, 34, 35
1-コンパートメントモデル	78
1次資料	91
一包化	118
医薬品安全管理	163
医薬品安全対策情報	88
医薬品医療機器総合機構	89
医薬品・医療機器等安全性情報報告制度	102
医薬品及び医薬部外品の製造管理及び品質管理に関する基準	194
医薬品管理	148
医薬品管理業務	12
医薬品情報	83
医薬品情報業務	12
医薬品添付文書	85, 92
医薬品の安全使用のための業務に関する手順書	165
医薬品の回収	154
医薬品の製造販売後の調査および試験の実施の基準	215
医薬品の臨床試験に関する実施基準	214
医薬品副作用被害救済制度	102
医薬品リスク管理計画（RMP）	86
医療安全管理者	164
医療法	5
インシデントレベル	176
インタビューフォーム	85, 92

院内製剤

院内製剤	191, 192, 193, 194
インフォームド・コンセント	221, 225
infusion reaction	23

え

栄養アセスメント	134
栄養サポートチーム	59
栄養スクリーニング	134
栄養プランニング	134
栄養療法	133
ACMIA 法	71
SMO	219
HPLC	203
NST	59
M-SHEL モデル	178
エラー	166, 168, 169

お

お薬説明ツール	26, 38
お薬手帳	47, 48, 49, 189
悪心・嘔吐	24, 30
オーダリングシステム	101
オピオイド	36
オープン試験	212

か

開発業務受託機関（CRO）	219
外用剤	115
外来診療	10
化学療法	20, 46
覚せい剤原料	158
顎骨壊死	42
顎骨骨髄炎	42
カテーテル敗血症	132
加熱滅菌法	196
カプセル剤	119
カリウム製剤	174, 175
カルテ	4
患者ケアシート	62
患者個人セット渡し	124
感染対策チーム	59
緩和ケア	40

緩和ケアチーム　60

き

疑義照会	108, 125
客観的データ栄養評価法	134
休薬	51
競合型 EIA 測定法	72
緊急安全性情報	88
筋肉内注射	124

く

CLIA 法	71
クリニカルパス	53
クリーンベンチ	132
クリーンルーム	131
クロスオーバー試験	213

け

経腸栄養	137
血管外漏出	23
検収	149

こ

抗悪性腫瘍剤	138
高カルシウム血症	41
抗凝固薬	52
抗菌薬	56, 57
抗血小板薬	52
向精神薬	116, 157
好中球減少	30
口内炎	31
骨転移	41
混合調製	130

さ

災害時医療	183, 188
災害派遣医療チーム	184, 187
細胞毒性	116
散剤	115
3次資料	91

し

GMP	194
識別コード	119

持参薬確認	18	治験施設支援機関（SMO）		
GCP	214		219	
GCP 実地調査	218	治験実施計画書	220, 221	
GPSP	215	治験審査委員会（IRB）		

持参薬確認　18
GCP　214
GCP 実地調査　218
GPSP　215
主観的包括的栄養評価法　134
術前外来　51
受動的情報提供　93, 94
ジュネーブ宣言　6
守秘義務　4
腫瘍マーカー　19
使用期限　152, 153
錠剤　119
使用成績調査　215
静脈内注射　124
症例報告書（CRF）　217, 224
褥瘡ケアチーム　61
処方監査　107
処方箋　106
腎機能　43
審査報告書　89
心毒性　23
診療報酬　192

す・せ・そ

水剤　115
SPIKES　25

製剤業務　12
製造販売後試験　215
製品情報概要　92
生物由来製品感染等被害救
　済制度　102
全生存期間　21
全奏効率　21

ソリブジン事件　84

た

脱毛　32
ダブルブラインド試験　212
単盲検試験　212

ち

治験　209, 210, 212, 216, 225
治験管理　209
治験コーディネーター
　（CRC）　223, 224

治験施設支援機関（SMO）
　219
治験実施計画書　220, 221
治験審査委員会（IRB）
　216, 217
治験薬概要書　220
注射処方箋　125
注射薬　121, 126, 130
中心静脈注射　124
中毒医療　199
調剤　105
調剤監査　120, 130
調剤業務　12
調剤内規　106
治療薬物モニタリング　65
治療薬物モニタリング業務
　11
鎮痛薬　56

て

DI　12, 83
DI 業務基準　85
DSU　88
低カルシウム血症　42
定期発注　149
TDM
　11, 65, 67, 68, 70, 75, 78, 80
定点発注　149
DMAT　184, 187
TPN　135
適正在庫　153
点滴静脈内注射　124

と

疼痛コントロール　34
当用買い方式　149
特定使用成績調査　215
特定生物由来製品　129, 159
毒薬・劇薬　116, 159
ドセタキセル　20
トラスツズマブ　20
取り揃え　150
取り揃え業務　126

に・の

2 次資料　91
二重盲検比較試験　212
入院診療　10

能動的情報提供　93, 98

は

バイアル　122
配合変化　127
ハイリスク薬　171
ハインリッヒの法則　166
バッグ　123
発熱性好中球減少症　30
パフォーマンスステータス
　20

ひ

PMDA　89
皮下注射　124
PCT　60
PDCA サイクル　180
皮内注射　123
PPK 解析　77
ヒヤリ・ハット　166
病棟業務　11
品質試験　195

ふ

ファーマコキネティクス　66
ファーマコダイナミクス　66
副作用　32, 42, 170, 222
副作用モニタリング　30
服薬指導　24, 37
浮腫　32
プラセボ　213
プレアボイド　103
プレフィルドシリンジ　123
プロブレムリスト　26

へ

並行群間比較試験　213
ベイジアン法　79
ベイズ推定　79
ペルツズマブ　20
PETINIA 法　71

ほ

包装単位　112
母集団薬物動態解析法　77
保存条件　152
ボトル　122

ま・み

麻薬	116, 155, 156, 157
麻薬及び向精神薬取締法	155
身だしなみ	3

む

無菌製剤	195
無菌調製	130
無増悪生存期間	21

も

モーズ軟膏	197

モニタリング	218
モルヒネ	37

や・ゆ

薬剤師行動規範	6
薬剤師倫理規定	6
薬札	111
薬事委員会	100, 148
薬袋	109, 110
薬物血中濃度	69, 72
薬物中毒	200
薬物動態	74
有害事象	222, 223

り・ろ・わ

リスクマネジメント	168
リスボン宣言	6
臨床研究	212, 215
臨床試験	210, 212
倫理指針	215
ろ過滅菌法	196
ワクチン	4

責任編集者プロフィール

石井　敏浩（いしい　としひろ）
東邦大学薬学部実践医療薬学研究室教授

1985 年　東邦大学薬学部卒業
　同 年　東京大学医学部附属病院薬剤部
　　　　研修生
1986 年　千葉大学医学部附属病院薬剤部
1987 年　帝京大学医学部附属病院薬剤部
1991 年　東邦大学医療センター佐倉病院
　　　　薬剤部
2002 年　明治薬科大学より薬学博士授与
2009 年　東邦大学医療センター佐倉病院
　　　　副薬剤部長
2011 年　東邦大学薬学部臨床薬学研修
　　　　センター教授
2015 年 4 月より現職

専門：医薬品による有害事象，医療倫理
趣味：ドライブ，旅行
　　　千葉県出身

有山　智博（ありやま　ともひろ）
東邦大学薬学部実践医療薬学研究室講師

2004 年　北里大学薬学部卒業
　同 年　明芳会板橋中央総合病院薬剤部
2005 年　社会福祉法人慈生会 慈生会病院薬剤科
　　　　（現健貢会総合東京病院）
2008 年　東北大学病院薬剤部
2014 年　東邦大学薬学部臨床薬学研修
　　　　センター講師
2015 年 4 月より現職

専門：医薬品安全性，呼吸器疾患
趣味：スポーツ，カフェ
　　　埼玉県出身

業務別・病院実務実習テキスト
　―薬剤師業務の背景・基本・実践，そして心構え―

定価（本体　5,800 円＋税）

2019 年 3 月 5 日　　初 版 発 行Ⓒ
2021 年 2 月 5 日　　2 刷 発 行

責 任 編 集　石　井　敏　浩
　　　　　　有　山　智　博

発 行 者　廣　川　重　男

印 刷・製 本　㈱アイワード
表紙デザイン　㈲羽鳥事務所

発 行 所　京 都 廣 川 書 店
　　　　東京事務所　東京都千代田区神田小川町 2-6-12 東観小川町ビル
　　　　　　　　　　TEL 03-5283-2045　FAX 03-5283-2046
　　　　京都事務所　京都市山科区御陵中内町　京都薬科大学内
　　　　　　　　　　TEL 075-595-0045　FAX 075-595-0046

URL https://www.kyoto-hirokawa.co.jp/